Gregor Huesmann
unter Mitarbeit von Petra Kniebes

# Schwarzbuch Wundermittel

Gregor Huesmann
unter Mitarbeit von Petra Kniebes

# Schwarzbuch Wundermittel

HIRZEL

Ein Markenzeichen kann warenrechtlich geschützt sein,
auch wenn ein Hinweis auf etwa bestehende Schutzrechte
fehlt.

Die Deutsche Bibliothek – CIP-Einheitsaufnahme

Huesmann, Gregor:

Schwarzbuch Wundermittel / Gregor Huesmann. Unter Mit-
arb. von Petra Kniebes. – Stuttgart ; Leipzig :

Hirzel, 2000

ISBN 3-7776-1005-4

© 2000 S. Hirzel Verlag

Birkenwaldstraße 44, 70191 Stuttgart

Printed in Germany

Einbandgestaltung und Innentypografie: de'blik, berlin

Druck: Gulde Druck GmbH, Tübingen

# 1

# Ewige Jugend aus der Pillenschachtel?

Gesundheit ist käuflich. Diesen Eindruck muss jeder gewinnen, der in einschlägigen Zeitschriften und Boulevardblättern Anzeigen für Präparate zum Fitsein, Schlankwerden und Jungbleiben studiert. „Vitalstoff für die Zellen", „Schutz für Herz und Kreislauf", „Ihr täglicher Vitamin-Bedarf in nur zwei Teelöffeln" – so preisen die Werbetexter ihre Produkte an. Manche tragen noch dicker auf: „Die grüne Kraft macht Müde munter", „jung und fit durch Superkapsel", „Die Pille, die das Fett auflöst", „Super-Figur durch neue Enzym-Pille" – wer gesund und schön sein möchte, muss nur zugreifen, die Wundermittel werden's schon richten...

Das Geschäft mit der Gesundheit läuft auf Hochtouren: Nach Berechnungen des Instituts für Medizinische Statistik (IMS) verkauften Apotheken, Drogerie- und Verbrauchermärkte 1998 allein über 19 Millionen Packungen Schlankheitsmittel. Im gleichen Jahr, so das IMS, gaben Verbraucher hierzulande über 1,3 Milliarden Mark für Vitamine, Mineralstoffe und andere Nahrungsergänzungsmittel aus – Tendenz steigend.

Vor allem diese „anderen Nahrungsergänzungsmittel" finden in diesem Buch Beachtung: Pillen, Pülverchen und Kapseln, die vielfach nur einen einzigen Nutzen haben – das Konto des Herstellers aufzupolstern. Unser Markt wird überschwemmt mit dubiosen Wundermitteln, die nicht einen Bruchteil von dem halten können, was sie versprechen: Kapseln mit Haifischknorpel zur Kräftigung der Gelenke, Kräuterpillen zur Senkung des Alkoholspiegels im Blut, Apfelessigkapseln für den rasanten Gewichtsverlust, Tabletten mit einer südamerikanischen Wurzel gegen „Mannesschwäche und sexuelles Unvermögen", Kardamom-Kapseln gegen die Nikotinsucht, ein Produkt mit Känguruh-Enzymen (kein Witz!) und chinesischen Kräutern für mehr Wohlbefinden – der Phantasie der Industrie scheinen keine Grenzen gesetzt. Die Werbung für Produkte wie diese zitiert nicht selten aus Studien, die keiner wissenschaftlichen Überprüfung standhalten, und führt Ärzte ins Feld, die es gar nicht gibt. Die Gewinne der Hersteller können sich sehen lassen. Der Verbraucher schluckt die Mittel nach dem Prinzip Hoffnung – und ist der Dumme.

Die berechtigte Frage, wieso solcher Schrott überhaupt verkauft werden darf, ist schnell beantwortet: Vermarktet ein Hersteller seine Wunderpillen als Nahrungsergänzung, nutzt er auf clevere Weise die deutsche und europäische Rechtslage aus. Weil Nahrungsergänzungsmittel vom Gesetz als

Lebensmittel definiert sind, entfällt die für Arzneien vorgeschriebene Zulassung. Und wo es kein Zulassungsverfahren gibt, fordert natürlich auch niemand einen Nachweis ein, dass das Produkt wirksam und unbedenklich ist – die Firma kann ihrem Mittel die wunderbarsten Eigenschaften andichten. Zumindest solange, bis ein Wettbewerbsverein den Verkauf mittels einer einstweiligen Verfügung stoppen lässt.

Problematisch für den Verbraucher ist, dass Nahrungsergänzungsmittel beinahe überall erhältlich sind: im Lebensmittel-Discounter und im Drogeriemarkt, im Ökoladen und im Reformhaus, bei Tchibo, im Versandhandel und natürlich auch im Internet. Der Käufer ist hier ganz auf sich gestellt. Zwar sind die Mittel in aller Regel ebenso harm- wie wirkungslos – aber wozu viel Geld ausgeben für etwas, was rein gar nichts bringt?

Wer nicht auf die dummen Werbesprüche der Industrie hereinfallen und seine Hoffnung auf wirkungslose Mittelchen setzen will, braucht unabhängige Informationen. Die möchte ich in diesem Buch anhand vieler konkreter Beispiele geben: Was ist wirklich dran an den Wundermitteln? Welche Strategien verfolgen die Hersteller, um ihre Produkte an den Mann und vor allem an ihre Hauptzielgruppe, die Frau, zu bringen? Wie helfen ihnen die Medien dabei? Und welche gesetzlichen Grundlagen hat dieses gigantische Geschäft mit der Gesundheit eigentlich?

Natürlich darf nicht alles, was als Nahrungsergänzungsmittel auf dem Markt ist, verteufelt werden: Tatsächlich gibt es Ergänzungen, die für bestimmte Menschen in bestimmten Lebenssituationen von Nutzen sein können. Auch die werden eingehend beschrieben. Damit Sie in Zukunft ein wenig besser beurteilen können, was Ihnen gut tut und wovon Sie lieber die Finger lassen sollten.


Gregor Huesmann

Marburg, im Sommer 2000

# 2

# Tummelplatz für schwarze Schafe

# Haifit und der „Scheiß des Monats"

Haben Sie schon einmal einen kranken Hai gesehen? Wer könnte diese Frage allen Ernstes bejahen? Die Antwort heißt nein, und deshalb, so jedenfalls suggeriert der Hersteller Medisana, ist ein aus Haifischknorpeln gewonnenes Pulver das Nonplusultra für Ihre morschen Knochen und Gelenke.

Eine kleine Kostprobe der Aussagen, mit denen der Käufer verdummt werden soll: „Der Hai bewohnt seit 400 Millionen Jahren in nahezu unveränderter Gestalt unsere Weltmeere und hat in dieser langen Zeit eine erstaunlich robuste Gesundheit entwickelt. Einen kranken Hai hat man so gut wie nie beobachtet, und selbst größere Wunden heilen bei ihm innerhalb kürzester Zeit." Was anmutet wie ein Exkurs in die Meeresbiologie, ist der Beipackzettel zu „Haifit", einem ganz bemerkenswerten Produkt, das mich zu einer spektakulären Aktion motivierte und in der Folge bundesdeutsche Gerichte beinahe vier Jahre lang beschäftigen sollte.

Aber der Reihe nach. Was genau ist Haifit? Laut Packungsbeilage besteht es aus Haifischknorpelpulver, Gelatine, Haferflocken und Apfelpulver, Aromastoffen, dem Säuerungsmittel Sorbit, Vitamin E sowie den beiden Enzymen Bromelain und Papain. In seiner Eigenwerbung versprach das Mittel Heilwirkung für Muskeln, Gelenke und sogar bei Osteoporose und Arthritis.

In einer Pressemitteilung an die Nachrichtenagentur Associated Press hieß es: „Wissenschaftler aus aller Welt (vor allem Dr. William Lane aus den USA) haben in diversen Studien herausgefunden, dass besonders gerüstbildende Substanzen, spezifische Aminosäuren (z. B. Prolin), dem menschlichen Gelenkknorpel und den gewebebildenden Stoffen in der Bandscheibe biologisch ähnlich sind."

Eine weitere tolldreiste Aussage liest sich so: „Diese Proteine unterstützen den Knorpelaufbau und sind unspezifisch immunanregend bei Belastung und Überanstrengung. An den Reibungsflächen der Gelenke wirken sie stoffwechselstimulierend." Aussagen dieser Art stehen eindeutig nur einem Arzneimittel zu – aber selbstverständlich hat Haifit keine Zulassung als Arzneimittel, es ist „nur" ein Nahrungsergänzungsmittel (zur Abgrenzung der beiden Produktarten siehe S. 103: „Arzneimittel oder Lebensmittel: Was sind Nahrungsergänzungsmittel?").

Medisana verstieß mit diesen Aussagen nicht nur gegen geltendes Lebensmittelrecht, sondern griff auch tief in die Trickkiste, um Medienvertreter zu beeindrucken. Zu einer Pressekonferenz war ein Physiotherapeut des Fuß-ballclubs Bayer Leverkusen eingeladen – Prominente liefern den Journalisten willkommene Aufhänger für ihre spätere Berichterstattung. „Gerade bei Bandverletzungen, Knorpelschäden, Kniegelenksbeschwerden haben wir großen Erfolg damit gehabt....Wir haben zum Beispiel Ulf Kirsten, der am Kniegelenk sehr lädiert war, damit erfolgreich behandelt", rühmt der Masseur der Kicker das Produkt.

Auch diese wohlmeinenden Lobeshymnen können den Experten nicht über die Erkenntnis hinwegtäuschen: Bei Haifit handelt es sich um ein minderwertiges Eiweißprodukt mit einem völlig überzogenen Preis: 122 Mark kostet eine Packung mit dreißig Beuteln. Wer, wie empfohlen, zwei bis drei Beutel pro Tag zu sich nimmt, investiert zwischen acht und zwölf Mark täglich in wirkungslosen Haifischknorpel. Für Ulf Kirsten sicher kein Problem – für Normalverdiener eine nicht unerhebliche Attacke auf ihren Geldbeutel.

Apothekenleitern flattern wöchentlich zahllose neue Produkte auf den Tisch – und der Nutzen eines Großteils dieser Präparate ist mehr als zweifelhaft: Stifte, an denen man nur einmal riechen muss, um 200 Kilokalorien loszuwerden, „Fettkiller" und „Fettfresser", Mittel, die so hoffnungslos unterdosiert sind, dass sich auch bei Einnahme einer ganzen Packung auf einmal kaum eine Wirkung zeigen würde, und solche mit Inhaltsstoffen, die von einer unabhängigen Expertenkommission längst negativ bewertet wurden.

Wieso gibt es solche Präparate überhaupt auf dem deutschen Markt? Wie geht es an, dass trotz unserer Gesetzesfülle ein solcher Müll die Regale der Apotheken – und natürlich auch die der Reformhäuser, Drogerien und Supermärkte – verstopft? „Gesetzeslücken", heißt die eine Antwort. „Übergangsregelungen" eine zweite. Auch „Europa" ist ein wichtiges Schlagwort. Außerdem ist es schier unmöglich, verwaltungstechnisch gegen die Fülle neuer Produkte anzugehen: Landesbehörden und die zuständige Stelle des Bundes, das Bundesinstitut für Arzneimittel und Medizinprodukte (BfArM), sind überfordert, die Mittel rasch zu bewerten, schnell zu reagieren und gegebenenfalls Verbote auszusprechen. Das Kapitel „Fakten, die Sie kennen sollten" gibt weitere Antworten (siehe S. 101).

Doch zurück zu Haifit: Muss ein Apotheker – als Pharmakologe der Experte in Sachen Arzneimittel – nicht das Recht haben, seine Kunden vor dem Kauf dubioser, unwirksamer Produkte zu warnen? Sollte es ihm nicht erlaubt sein, in der Öffentlichkeit zu dieser Problematik Stellung zu beziehen? Die Aktion „Der Scheiß des Monats – Präparate, die wir Ihnen nicht empfehlen können" wàr meine Antwort auf diese Fragen. Im Juli 1995 stellte ich ein entsprechendes Plakat (siehe Abbildung) in das Fenster meiner Apotheke – mit durchschlagendem Erfolg.

Der erste „Scheiß des Monats" war gleichzeitig schon der letzte: Der Verkauf des Hai-Pulvers ging erwartungsgemäß in den Keller – und der Hersteller Medisana überzog mich mit einer Klage auf Unterlassung und Schadenersatz in Höhe von über 200.000 Mark. Da sich der Streitwert auf eine Million Mark belief, konnte ich dazu insgeheim noch einmal einen sechsstelligen Betrag für Gerichts- und Anwaltskosten hinzuaddieren...

Die Aktion wurde zunächst per einstweiliger Verfügung gestoppt – hätte ich mein Plakat nicht sofort aus dem Schaufenster entfernt, wäre ein Ordnungsgeld in Höhe von bis zu 500.000 Mark fällig geworden. Dann nahm sich das Landgericht München des Falles an und bestätigte dieses Verbot in erster Instanz. Das Gericht beschränkte sich dabei auf wettbewerbsrechtliche Fragen: Es betrachtete das Aufstellen des Pappdisplays mit der Aufschrift „Scheiß des Monats" als wettbewerbswidrige, bewusste und zielge-

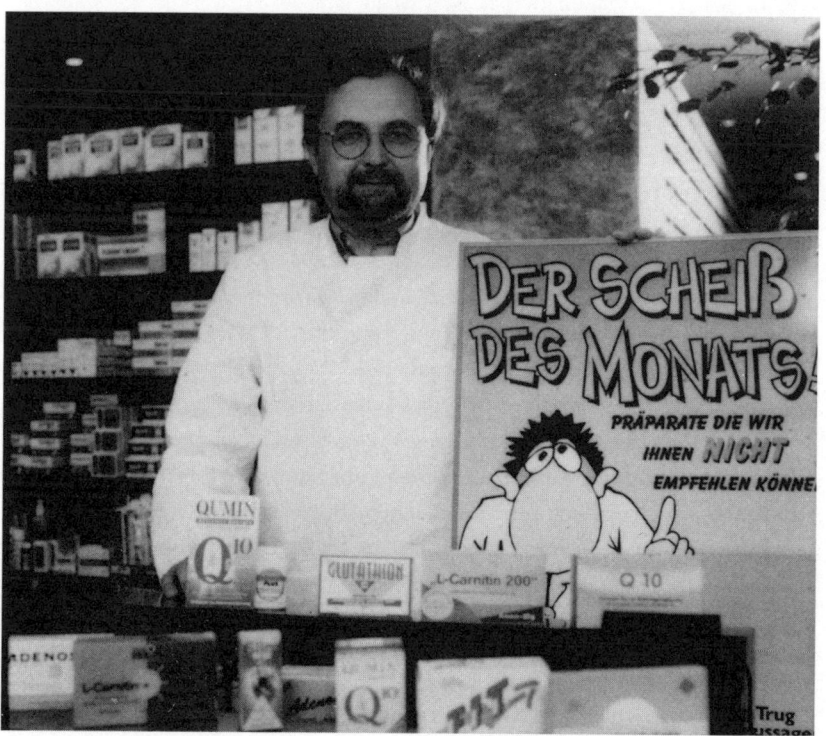

richtete sittenwidrige Schädigung eines Mitbewerbers. Dabei unterstellte das Gericht ein Wettbewerbsverhältnis zwischen dem Apotheker und dem Hersteller von Nahrungsergänzungsmitteln – insofern verständlich, als ja auch Apotheker zur Herstellung von Arzneimitteln und Nahrungsergänzungsmitteln berechtigt sind. Die Richter verboten die öffentliche Aktion – sie gestanden mir und allen anderen Apothekern jedoch das Recht zu, unseren Kunden im Einzelgespräch von bestimmten Produkten abzuraten. Immerhin! Dennoch konnte man sich bei diesem Urteil des Eindruckes nicht erwehren, dass hier das Recht der Hersteller, den Markt mit völlig schwachsinnigen Produkten zu überfluten, höher bewertet wurde als das Recht des Verbrauchers, vor diesen Produkten geschützt zu werden. Im Dezember 1997 erklärte auch das Oberlandesgericht München meine Aktion für unzulässig – die Wortwahl „Scheiß des Monats" bzw. „Mist" sei juristisch gesehen eine „wettbewerbswidrige Schmähkritik". Gleichzeitig räumte mir das Gericht jedoch das Recht ein, öffentlich zu behaupten, dass dem Verbraucher im Falle von Haifit mit geschickten Formulierungen und sensationellen Beiträgen in den Medien eine Heilwirkung vorgegaukelt würde, die das Produkt in Wahrheit nicht hat.

Auch die bayerischen Verwaltungsgerichte fanden den Fall interessant: Sie gingen in mehreren Verfahren der Frage nach, ob Haifit rechtlich als Nahrungsergänzungsmittel oder als Arzneimittel einzuordnen sei. Wie schon erwähnt: Eine Zulassung als Arzneimittel hatte das Produkt natürlich nicht. Also war es zunächst ein Nahrungsergänzungsmittel und damit nichts anderes als ein Lebensmittel. Mit ihren Werbeaussagen hatte die Firma nun ganz klar gegen das Lebensmittelrecht verstoßen.

Ende Januar 1999 fand die gerichtliche Auseinandersetzung glücklicherweise einen guten Ausgang: Der Bundesgerichtshof wies die Schadenersatzklage des Herstellers endgültig ab, nicht zuletzt deshalb, weil die Werbung des Haiknorpelpulver-Vertreibers in entscheidenden Punkten unzulässig gewesen war. Zwar darf sich ein Apotheker nach wie vor nicht mit meinen drastischen Worten über Produkte äußern, die gegen Lebensmittel- und Arzneimittelrecht verstoßen – doch ein Sieg des Verbraucherschutzes ist das Urteil allemal.

Haifit ist übrigens nach wie vor zum stolzen Preis von 122 Mark zu haben. Weil der Hersteller auf unhaltbare Werbeaussagen verzichtet, darf diese „Spezialnahrung für die Gelenke" jetzt als Nahrungsergänzungsmittel vertrieben werden. Für die Beurteilung der Verkehrsfähigkeit spielt die Frage, ob ein Nahrungsergänzungsmittel sinnvoll oder völlig unsinnig ist, leider nicht die geringste Rolle.

# Symonale – Weizenkeimöl für die Potenz

Sex macht Auflage. Getreu dieser journalistischen Binsenweisheit stürzen sich Boulevard- und Regenbogenpresse im Frühjahr 1997 auf den Kölner Schauspieler Heiner Lauterbach – der Prototyp des modernen Macho-Mannes wirbt für eine Männlichkeitspille. „Symonale", so Lauterbach in einer als „Exklusiv-Interview" verbrämten Anzeige in der „Bild-Zeitung", schenke ihm „diese besondere Energie" und „dieses berühmte Feuer". „Männer, holt Euch gleich heute Symonale", fordert Lauterbach seine müden Geschlechtsgenossen in den Anzeigen auf.

Die „Neue Revue" titelt „Lieben mit der Potenzpille" und erkundigt sich bei Lauterbach-Freundin Jenny Elvers nach ihrem „lustvollen Leben mit Sex-Pillen". In „TV Neu" muss gar ein Redakteur als Versuchskaninchen herhalten und die Pille zwei Wochen lang ausprobieren. Unter der Überschrift „Hilfe, ich kann nicht..." reicht seine Einschätzung von „Fühle mich fitter" (3. Tag) über „Könnte Bäume ausreißen" (7. Tag) bis hin zu „Kann es kaum erwarten, meine Freundin zu sehen. Meine Abendmüdigkeit ist wie weggeblasen. Wir erleben eine lustvolle Nacht" (12. Tag).

Scheinbar ganz Deutschland fragt sich: Was ist wirklich dran an der Pille, auf die ein Sex-Symbol wie Heiner Lauterbach schwört? Auch den Journalisten Günther Jauch interessiert das Thema „Potenz aus der Packung". Er lädt Heiner Lauterbach in seine Sendung Stern-TV ein. Ich stehe ebenfalls auf der Gästeliste – als eine Art Überraschungsgast, Lauterbach weiß nichts von meinem Erscheinen.

„Haben Sie denn vor Symonale regelmäßig versagt?" fragt Jauch grinsend. Lauterbachs Lachen kann für ein Nein durchgehen. Jetzt will er erst einmal eines klarstellen: „Das ist ein Nahrungsergänzungsmittel. Was dann gewisse Zeitungen daraus gemacht haben... Also das Wort ‚Potenz' kommt ja zum Beispiel in der Werbung gar nicht vor." Dafür aber die Formulierung „männlich, sexy, allzeit bereit" – eindeutiger geht's wohl kaum.

„Ich bin halt ein sehr abenteuerlustiger Mann und habe gerne Spaß", sagt Lauterbach. Außerdem sei er viel unterwegs, da falle die Ernährung nicht immer optimal aus, eine Ergänzung müsse her – „und die Sachen, die da drin sind, die finde ich ganz gut." Das sei ja alles gesund, rein pflanzlich – „da kann man nix falsch machen". Das kann man in der Tat nicht, da liegt Heiner Lauterbach ganz richtig. Was in Symonale drinsteckt, hat jede halbwegs gut sortierte Hausfrau zu Hause im Gewürzregal stehen: Man nehme

Weizenkeimöl und gemahlene Mandeln, würze mit Petersilienkraut, ein wenig Anispulver und schwarzem Pfeffer – und fertig ist das Salatdressing mit leicht nussigem Geschmack. Echt lecker!

Im Beipackzettel sind darüber hinaus noch die Salatsaucen-unüblichen Zutaten Chlorophyll (besser bekannt als Blattgrün), Kalium und L-Carnitin ausgewiesen. Letzteres soll Bodybuildern angeblich helfen, aus Körperfett Energie zu gewinnen. Auch wenn das immer wieder behauptet wird – wissenschaftlich blieb diese Wirkung bis heute unbewiesen (siehe auch S. 43: „Mit Wundermitteln die Gesundheit revolutionieren").

Auch die Ingredienz mit dem geheimnisvoll klingenden Namen Octacosanol, ein dem Vitamin E ähnlicher Bestandteil des Weizenkeimöls, hat weder eine hormonelle noch eine durchblutungsfördernde Wirkung. Octacosanol enttäuschte schon in den 60er Jahren amerikanische Marines, die es sechs Wochen lang testen durften – eine Kontrollgruppe erhielt ein Placebo, also ein Scheinmedikament. Bei diversen sportlichen Übungen, die die Soldaten schließlich absolvieren mussten, schnitten die mit Octacosanol „gedopten" nicht signifikant besser ab als ihre Kameraden. Und bei diesem Versuch war die Octacosanol-Dosis sogar um ein 300faches höher gewesen als bei der Männlichkeitspille.

Erwartungsgemäß kann sich Heiner Lauterbach weitaus weniger als die Studiogäste über die Erkenntnis amüsieren, dass Symonale rein gar nichts für die männliche Energie, geschweige denn für die Potenz tun kann – schließlich wirbt er doch nach eigenem Bekunden nur für Dinge, die er auch konsumieren, hinter denen er stehen kann. Mit schnöder Mathematik will er schon gar nicht behelligt werden. Ich rechne ihm vor: 69 Mark kostet eine Packung dieses Lebensmittels, denn nichts anderes sind Nahrungsergänzungsmittel. Auf ein Kilogramm hochgerechnet, kämen Delikatessen wie russischer Kaviar oder Trüffel aus dem Piemont vergleichsweise billig, denn das angeblich die Vitalität steigernde Salatdressing in der Kapsel kostet im Kilo stolze 2.500 Mark.

Besserverdiener Lauterbach beeindruckt das wenig – man könne schließlich eine Pille nicht mit einem Kilo Fleisch vergleichen, entrüstet er sich. „Schädlich ist es aber doch wohl nicht, oder?" schmollt er. Schädlich nicht – aber eine vorsätzliche Täuschung des Verbrauchers! Denn dieses Lebensmittel weckt Heilerwartungen, die nur ein Arzneimittel wecken dürfte – und als solches hat es weder eine behördliche Zulassung beantragt noch erhalten. Dieser Sachverhalt ist Grund genug für den Verband Sozialer Wettbewerb, die Gerichte einzuschalten. Keine vier Wochen nach der ersten Stern-TV-

Sendung entscheidet das Landgericht Berlin im Juni 1997: „Der Antragsgeg-
nerin wird ... untersagt, ... das Mittel ‚Symonale‘ ohne Zulassung als Arzneimittel ... zu vertreiben." Der Richter Robert von Goetze gegenüber Stern-
TV: „Wenn man ein Mittel vertreibt und verspricht, dass man damit das
Feuer der Liebe entfachen könne, dann kann man nicht sagen, das sei ein
gewöhnliches Lebensmittel. Hier geht es weniger darum, dass jemand körperlich zu Schaden kommen könnte, denn die Inhaltsstoffe sind harmlos.
Hier geht es um eine Irreführung des Verbrauchers – oder schlicht um
Betrug."

Und dieser Betrug hat Methode: Der Hersteller von Symonale, die Firma
Hamburger Pharma-Contor, war mit so obskuren Produkten wie dem „Slim-
Stick" („einmal riechen – 200 kcal weg") schon früher in die Schlagzeilen
geraten (siehe auch S. 32: „Schlank im Schlaf"). Als das Team von Stern-TV
die Erfinder der Potenz-Mogelpille an ihrem ursprünglichen Firmensitz in
Hamburg aufspüren will, erinnert in der Herbert-Weichmann-Straße 71 nur
noch ein zugeklebtes Klingelschild an die Existenz des Unternehmens. Bereits
am 31.12.1996 hatte man sich nach St. Gallen in die Schweiz abgesetzt. Im
Handelsregister ist jetzt die Züricher Straße 57 als Firmensitz eingetragen. Als
Geschäftsführer wird ein Rolf Hamburger ausgewiesen.

Als die Mitarbeiter von Günther Jauch versuchen, die Firma in der
Schweiz telefonisch zu erreichen, meldet sich eine Frau Walser mit „Hamburger Pharma-Contor". Doch an der Haustür weist kein Schild auf das
Unternehmen hin. Von einem Hamburger Pharma-Contor will der Mann,
den die Reporter in den Räumlichkeiten der Züricher Straße 57 befragen
und filmen, noch nie etwas gehört haben. Einen Rolf Hamburger kenne er
nicht. Doch er ist es selbst. Das stellt sich heraus, als ein Nachbar auftaucht.
Und der kennt Rolf Hamburger und die Firma, die gesucht wird. „Ja, die
sind hier, aber faktoriert wird hier nichts, das ist absolut tot", versichert er.
Eine reine Briefkastenfirma also? Der Anwalt, der das seines Wissens nach
alles eingefädelt haben soll, will sich vor der Kamera nicht äußern.

Wenn Hersteller von Nahrungsergänzungsmitteln von Gerichten gezwun-
gen werden, ihr nicht-verkehrsfähiges Produkt vom Markt zu nehmen, ist es
sehr von Vorteil, einen Firmensitz im Ausland zu haben. In einem solchen
Fall muss die einstweilige Verfügung nämlich erst über die Botschaft zuge-
stellt werden. Und das kann bis zu einem Monat dauern. So lange darf das
Produkt noch verkauft und auch beworben werden – völlig legal.

Und schon dieser vermeintlich kurze Zeitraum lohnt sich: In etwa 1 $^{3}/_{4}$
Monaten dürfte das Hamburger Pharma-Contor 36.000 Packungen Symo-

nale verkauft haben. Das macht Einnahmen in Höhe von 1,6 Millionen Mark. Von dieser Summe muss man natürlich einige Posten abziehen: Die Herstellungskosten betragen etwa drei Mark pro Packung, macht 108.000 Mark. Heiner Lauterbach hatte ja schon bekannt „Für viele bunte Smarties mache ich das nicht" – sein Honorar dürfte sich, vorsichtig geschätzt, auf 100.000 bis 150.000 Mark belaufen haben. Veranschlagt man dann noch 300.000 Mark für die Werbung, bleibt eine satte Million Mark Gewinn vor Steuern. Da lässt es sich leicht verschmerzen, wenn ein Produkt wie Symonale vom Markt genommen wird. Mit dem nächsten Wundermittel kann die Firma garantiert schon bald wieder wunderbare Umsätze verzeichnen.

Übrigens: Symonale ist inzwischen wieder im Handel – als Nahrungsergänzungsmittel, das noch immer vom einstigen Ruf profitiert. Werbung in den Medien wird nicht mehr betrieben. Interessant ist, dass das Hamburger Pharma-Contor sich auf den Verpackungen nicht mehr als Hersteller zu erkennen gibt – die Adresse ist überklebt. Wie für alle anderen einstigen Pharma-Contor-Produkte wird auch für Symonale jetzt Novell-Pharma, Norderstedt, als Hersteller angegeben. Norderstedt gehört zum Kreis Segeberg, direkt nördlich von Hamburg gelegen. Warum ich das ausführe? Die für Norderstedt und damit für dort ansässige Pharmahersteller zuständige Aufsichtsbehörde ist nicht mehr der strenge Gesundheitssenator von Hamburg, sondern die Aufsichtsbehörde des Landes Schleswig-Holstein. Man kann sich vorstellen, welche Vorteile ein solcher „Umzug" für einen Hersteller unter Umständen haben kann…

# Stop-Al – Mit Löwenzahn und Erdrauch gegen Alkohol im Blut

Alkohol und Geselligkeit – für viele ist das ein untrennbares Duo. Kaum eine Feier im Familien- oder Freundeskreis, bei der nicht ganz selbstverständlich Bier, Wein, Sekt oder auch härtere Sachen gereicht werden. Wer sich nicht strikt an die Regel „Kein Alkohol am Steuer" hält, für den kann das Autofahren nach einem feucht-fröhlichen Beisammensein rasch zum Problem werden. Schon ab 0,3 Promille zeigt der Alkohol Wirkung, ab 0,5 Promille drohen Autofahrern saftige Strafen – und diese Grenzen sind je nach körperlicher Konstitution und Trink-Routine schnell erreicht.

Bei der Verarbeitung des Hochprozentigen hingegen ist der Organismus eher langsam: Nur etwa 0,1 bis 0,15 Promille bauen sich im Körper stündlich ab. Wer zu tief ins Glas geschaut hat, braucht einige Stunden Enthaltsamkeit, um wieder voll auf dem Posten zu sein. Ein Mittel, das den Alkoholspiegel innerhalb kürzester Zeit auf Null bringt, wäre also mit Sicherheit ein Verkaufsschlager und gleichzeitig ein Lottogewinn für seine Erfinder. Seit den 40er Jahren kommen immer wieder Produkte auf den Markt, die diese Wirkung für sich reklamieren, in den letzten Jahren ist sogar ein regelrechter Boom mit angeblichen Ernüchterungsmitteln zu beobachten. Allein 1995 wurden sieben verschiedene Produkte mit so wohlklingenden Namen wie „Alkosan", „Partie Plus lemon", „Katerkiller Carlo" und „Don Promillo" auf den Markt gebracht, denen die Hersteller erhebliche beschleunigende Wirkungen auf den Alkoholabbau zuschrieben. In wissenschaftlichen Tests blieben die Wundermittel jedoch allesamt einen Wirksamkeitsnachweis schuldig.[1]

Meist handelt es sich bei den angeblichen Promillekillern um Limonaden mit extrem hohem Fruchtzuckergehalt (Fructose) und reichlich Vitamin C. Häufig enthalten sie auch Chinin, das zum Beispiel in Bitter-Lemon-Limonaden steckt. Bekannt gewordene Nebenwirkungen solcher Präparate sind Durchfall, Übelkeit und Brechreiz, in einigen Fällen wurden auch kollapsähnliche Symptome beobachtet. Wenn überhaupt irgendeine Wirkung von diesen Mitteln ausgeht, dann basiert sie auf einer verzögerten Aufnahme des Alkohols ins Blut bzw. auf einem Verdünnungseffekt – der sich mit einfachem Mineralwasser ebenso gut erzielen lässt.

---

[1]  Volker Schmidt u. a.: Stopal: Ein weiterer wirkungsloser ‚Promille-Killer', Blutalkohol 36/1999, S. 73.

Keine Limonade, sondern einen pflanzlichen Alkoholkiller in Kapselform brachte die französische Firma Sedadif mit „Stop-Al" auf den Markt. Diese Gelatine-Kapseln waren gleich nach der Markteinführung Ende 1997 bei den weinliebenden Franzosen ein solcher Verkaufsschlager, dass bei Sedadif stündlich 160.000 Kapseln vom Band liefen. Stop-Al, so behauptet ein Internet-Eintrag des Herstellers aus dem Jahr 1998, verhilft nach Alkoholgenuss wieder zu einem klaren Kopf und zu klarer Sicht.

Die Firma Sedadif will in die Entwicklung von Stop-Al neueste Forschungsergebnisse einbezogen und lange nach der effizientesten Formel und dem richtigen Mischungsverhältnis der Inhaltsstoffe gefahndet haben. Nach monatelangem Ausprobieren verschiedener Rezepturen sei man schließlich fündig geworden. Natürlich sei das rein pflanzliche Mittel, das angeblich

---

## „Before" – nichts als ein Marketing-Gag

Manchmal stellt die Industrie ein Produkt her – und weiß noch gar nicht, wem sie es einmal verkaufen will. Die Lösung des Problems haben dann zum Glück clevere Marketing-Experten oder Public-Relations-Fachleute parat. So geschehen bei „Before": Das ist ein Getränk, das mit Selen, Magnesium, Fructose und den Vitaminen A, C und E den Alkoholabbau beschleunigen und den Kater am „Morgen danach" verhindern soll. 1998 bat mich die Redaktion von „Explosiv" um eine Stellungnahme zu diesem Wunderdrink – mein deutlicher Kommentar, er sei wirkungslos, wurde wenig später ausgestrahlt.

Nur einen Tag nach der Sendung erhielt ich einen Anruf von der PR-Agentur, die Before betreute. Zunächst versuchte man, mich von den Vorzügen und überragenden Qualitäten des Produktes zu überzeugen. Als der Dame am anderen Ende der Leitung aber klar wurde, dass sie damit bei mir auf Granit biss, schwenkte sie um: Man habe für das Getränk lediglich eine Marktlücke und einen Marktvorteil gesucht und es deshalb im Segment der Promillekiller plaziert. Nur auf diese Weise ließe sich ein hoher und damit für das Unternehmen profitabler Preis rechtfertigen. Der Verbraucher, der das Getränk guten Glaubens kauft, wird ohne jeden Skrupel über den Tisch gezogen.

Produkte wie Before müssen vom Markt verschwinden – also stellte ich beim Verband Sozialer Wettbewerb e.V. Antrag auf Erlass einer einstweiligen Verfügung: Das Getränk, ein Nahrungsergänzungsmittel, das ausschließlich Bestandteile von Lebensmitteln enthielt, behauptete von sich, in Körperfunktionen eingreifen zu können – und das steht nur einem Arzneimittel zu, als das Before natürlich keine Zulassung besaß. Noch bevor die einstweilige Verfügung erlassen wurde, löste sich das Problem von selbst: Die Firma ging in Konkurs.

schnell wieder nüchtern macht, auch getestet worden – mit zwölf Frauen und Männern, einige von ihnen Nichttrinker, andere regelmäßige Alkoholkonsumenten. Ihre Reaktionen nach Alkoholgenuss und anschließender Gabe von Stop-Al wären in Versuchsreihen beobachtet, ihr Blut untersucht worden. Das Ergebnis, so Michel Humblot, Geschäftsführer von Sedadif, sei „äußerst zufriedenstellend" gewesen. Dass ein solcher Test mit nur zwölf Teilnehmern keine Rückschlüsse auf die Wirksamkeit eines Mittels zulässt und keine statistisch relevanten Daten liefert, müsste er in seiner Position eigentlich wissen – der Verbraucher weiß es nicht unbedingt.

Was er in aller Regel auch nicht weiß: Um Studien vorweisen zu können, die ihr Produkt in einem freundlichen Licht erscheinen lassen, sind manchen Herstellern sogar unlautere Mittel recht. Die „Stop-Al-Studie" ist ein solcher Fall: Sie schmückt sich mit dem Namen eines renommierten Instituts für Laboruntersuchungen, das aber bedauerlicherweise erst durch mich von dieser angeblichen Zusammenarbeit erfuhr. Wie so etwas möglich ist? Ganz einfach: Ein Arzt für Allgemein- und Sportmedizin will in dem erwähnten Institut Blutproben auf ihren Alkoholgehalt hin untersuchen lassen. Er berichtet einem Mitarbeiter des Instituts, dass er eine Studie durchführen wolle: Sie soll die Wirksamkeit eines pflanzlichen Präparates nachweisen, das Alkohol beschleunigt abbaut. Für diese Studie werde er fünf bis zehn Freunde an zwei Samstagen zum feuchtfröhlichen Umtrunk bitten – einmal werden danach die Pillen gereicht, einmal nicht.

Der Mitarbeiter des Instituts macht den Kollegen darauf aufmerksam, dass dieses Vorgehen rein gar nichts mit der seriösen Testung eines Präparates zu tun hat. Weitere Absprachen werden nicht getroffen. Als die angekündigten Blutproben schließlich im Labor ankommen, werden sie dort wie beauftragt untersucht. Einige Zeit später telefoniert der Arzt erneut mit dem Labormediziner und freut sich, welche erstaunliche Wirkung das Mittel gezeigt hätte. Der Labormediziner widerspricht dieser Schlussfolgerung energisch und lehnt auch die statistische Auswertung der wenigen Werte ab. Was den Auftraggeber der Blutprobenanalyse aber keinesfalls davon abhält, das Institut als Aushängeschild für seine pseudowissenschaftliche Publikation zu benutzen. Als der Geschäftsführer des Labors von diesem dreisten Missbrauch erfährt, lässt er per einstweiliger Verfügung verbieten, weiterhin im Zusammenhang mit der „Stop-Al-Studie" genannt zu werden (zum Thema Studien siehe auch S. 73 „Wissenschaftliche Studien haben ergeben ...").

Ganz klar: Diese Wunderpille ist wieder einmal ein Fall für Günther Jauch und sein Team von Stern-TV. Um so mehr, als sich die Firma W. M.

Pharma in Offenburg die Rechte für Deutschland bereits gesichert hatte und es hier auf den Markt bringen wollte. Selbstverständlich als Nahrungsergänzungsmittel, für das kein Wirknachweis erforderlich ist.

Der Geschäftsführer dieses Unternehmens, Matthias Trebes, war nach eigenem Bekunden an der Entwicklung von Stop-Al beteiligt, hatte die Pillen im Selbstversuch getestet und sich von ihrer Wirkung überzeugt – bei ihm hätten sich eine halbe bis eine dreiviertel Stunde nach der Einnahme keine der typischen Begleiterscheinungen des Alkohols gezeigt wie Risikobereitschaft, Selbstüberschätzung oder Schwindelgefühl. „Ich war ganz klar im Kopf", behauptet er gegenüber einem Journalisten der Jauch-Truppe.

Im Juli 1998 testen dann bei „Stern-TV" drei Männer und drei Frauen, was dran ist an der Behauptung, Stop-Al könne den Alkohol im Blut innerhalb kürzester Zeit ordentlich reduzieren. Als alle Testtrinker drei Cocktails intus haben, wird ihr Alkoholpegel festgestellt. Zwei von ihnen nehmen anschließend die vom Hersteller empfohlene Dosis von sechs Kapseln Stop-Al, zwei andere trinken starken Kaffee, ein Mann futtert Knoblauch und eine Frau Petersilie – alles Mittel, die im Volksmund im Ruf stehen, dem Alkohol den Garaus zu machen.

Eine knappe Stunde sowie mehrere Tassen Kaffee, unzählige Knoblauchzehen und Petersiliensträußchen später wird der Alkoholspiegel erneut gemessen. Ergebnis: Auf ein Wunder hatten Jauch und die Zuschauer vergeblich gewartet. Weder Knoblauch noch Petersilie zeigten einen nennenswerten Effekt. Nach sechs Tassen Kaffee sanken 0,57 Promille auf den Wert von 0,52, vier Tassen machten den „Trinker" mit vormals 0,71 Promille auch nicht viel nüchterner: 0,64 Promille war das Ergebnis. Beide Werte wären wohl auch ohne Kaffee erreicht worden. Und welche Wirkung zeigte sich bei den Stop-Al Testern? Bei einem sank der Pegel von 0,69 auf 0,58, bei dem anderen von 0,76 auf 0,60 Promille.

Auch wenn dieses Ergebnis natürlich ebensowenig repräsentativ ist wie das der „Stop-Al-Studie", so deutet es doch an, dass die Kapseln nicht mehr bringen als Kaffee, also strenggenommen gar nichts. Eine stärkere Wirkung war von den pro Stück immerhin eine Mark teuren Pillen auch nicht zu erwarten. Sie bestehen nämlich ausschließlich aus Inhaltsstoffen, die auch jeder Gemüsehändler im Angebot hat: Rettich, Spargel, Artischocke, Mariendistel, Löwenzahn und dem vielleicht eher unbekannten Kraut Erdrauch. Von all diesen in Stop-Al völlig willkürlich kombinierten Pflanzen ist bekannt, dass sie positiv auf Magen und Galle wirken – nirgendwo in der wissenschaftlichen Literatur ist jedoch davon die Rede, dass sie den Alkoholspiegel beeinflussen könnten. Mit anderen Worten: Auch vor dem Experiment in Stern-TV war schon klar, dass Stop-Al völlig wirkungslos sein muss.

Das sieht Matthias Trebes natürlich ganz anders: Forschungen hätten ergeben, dass die in Stop-Al verwendeten Gemüse anregend auf den Stoffwechsel seien. Aber wie die Firma ja selbst zugibt: diese „Forschung" basiert auf einer Untersuchung mit einer Handvoll Probanden – so etwas ist pseudowissenschaftlich und stellt eine bewusste Irreführung des Verbrauchers dar.

In seiner Stern-TV Sendung kündigt Günther Jauch an, es nicht beim launigen Studio-Test zu belassen, sondern Stop-Al genauer auf den Zahn zu fühlen. Diese Aufgabe übernehmen dann Professor Volker Schmidt und einige seiner Mitarbeiter vom Institut für Rechtsmedizin in Halle. Ihr Ergebnis: Die Einnahme des Mittels führt nicht zu einem gesteigerten Alkoholabbau. Die positiven Aussagen in der „Stop-Al-Studie" sind völlig aus der Luft gegriffen und durch nichts belegt.[2] An anderer Stelle urteilt der Experte: „Der Kauf und Konsum eines ‚Promille-Killers' würde nur dann Sinn ergeben, wenn quasi ad hoc ein Alkoholgenuss ohne Reue durch drastische Senkung des Blutalkoholspiegels unter die Grenzwerte und Wiederherstellung der Fahrtauglichkeit erzielt werden könnte. Dieses Ziel ist und bleibt eine Utopie."[3]

Das Mittel ist, wie alle anderen derartigen Produkte vor ihm, völlig wirkungslos – aber leider nicht harmlos. Indem der Hersteller Stop-Al als Alkoholkiller anpreist, spielt er bewusst mit dem Leben von Menschen, die auf diese Wirkung vertrauen und sich unter Umständen stark alkoholisiert ans Steuer setzen.

---

[2]  Volker Schmidt u. a. (Anm. 1)

[3]  Volker Schmidt u. a.: Alter Wein in neuem Schlauch: Der ‚Promille-Killer' PARTY-PLUS, Blutalkohol 32/1995, S. 241

# ANF – Nichtraucher in 24 Stunden

Nahezu jeder zweite Deutsche war regelmäßiger Raucher oder ist es zur Zeit. Fast ein Viertel aller Jugendlichen und Erwachsenen sind nikotinabhängig bzw. gehören zu den stark gesundheitsgefährdeten starken Rauchern mit mehr als 20 Zigaretten pro Tag. 90 Prozent aller regelmäßigen Raucher haben schon mindestens einmal versucht aufzuhören – ohne Erfolg. Im Durchschnitt unternehmen sie knapp drei Aufhörversuche jährlich. Aber nur weniger als zehn Prozent von ihnen schaffen es, einige Monate der Zigarette zu entsagen, und noch weniger bleiben dauerhaft rauchfrei. Nicht jeder besitzt genügend Willensstärke – und nicht immer werden Nikotinpflaster oder -kaugummis eingesetzt, die über das schlimmste Verlangen hinweghelfen können.

Als im Spätsommer 1999 der amerikanische Pharma-Konzern Glaxo-Wellcome ankündigt, Anfang 2000 das erste Anti-Raucher-Medikament auf den deutschen Markt zu bringen, weckt das bei vielen Rauchern neue Hoffnungen, endlich von ihrer Sucht loszukommen. In Amerika haben schon mehr als vier Millionen Menschen „Zyban" genommen. Klinische Studien belegen nach Angabe des Herstellers, dass das Arzneimittel die Entzugserscheinungen bei Rauchern effektiv mildert. Im Vergleich zum Nikotinpflaster habe es eine nahezu doppelt so hohe Erfolgsquote.

Etwa zur gleichen Zeit, als der Pharmakonzern mit seiner Neuigkeit an die deutsche Öffentlichkeit geht und als Zeitungen und Zeitschriften über die innovative Pille berichten, tauchen in einigen Blättern vielversprechende Anzeigen auf: „Weltsensation! Nichtraucher in 24 Stunden. Amerika jubelt – jetzt endlich auch in Deutschland!" Wie bei dubiosen Nahrungsergänzungsmitteln nicht selten, werden begeisterte (und wahrscheinlich frei erfundene) Anwender zitiert mit Aussagen wie „Von 45 Zigaretten auf Null". ANF heißt das Mittel, das hier so vollmundig beworben wird und das mit dem von GlaxoWellcome avisierten Arzneimittel rein gar nichts gemein hat. 54 Tabletten kosten laut Anzeige „nur" 69 Mark. ANF, die Abkürzung steht für Anti-Nicotin-Formula, sei, so verspricht die Werbung, eine hochwirksame Antiraucherpille, eine Blitzentwöhnungspille mit dauerhafter Anti-Nikotinformel, die das Verlangen nach der Zigarette in Sekundenschnelle zunichte macht: „Nach 45 Sekunden kommen gegen ANF selbst die stärkste Sucht und der stärkste Raucherwille nicht an."

Günther Jauch und sein Team von Stern-TV halten diese Versprechungen für fragwürdig und bitten mich einmal mehr um meine Stellungnahme. Wie üblich testet Jauch die Pillen im Studio auch mit Freiwilligen: Ein paar Raucher bekommen eine Pille und sollen abwarten, ob sie Zigaretten nun tatsächlich kaltlassen. Ihr erstes Urteil ist vernichtend: Die Pille schmeckt „grauslich", „ekelhaft", „widerlich". Der Hersteller dagegen behauptet, ANF sei „eine Lutschtablette, die einen angenehmen Geschmackseindruck entstehen lässt, der aber bei Hinzutreten von Tabakrauch heftigen Ekel erzeugt und den Anwender der Zigarette die Zigarette sofort weglegen lässt". Auch das letztere Versprechen findet sich im Studiotest nicht bestätigt: Die Probanden zünden sich ohne jeden Anflug von Übelkeit einen neuen Glimmstengel an – und er schmeckt ihnen „gut", „phantastisch", schlicht und einfach „genau wie vorher".

Eine Journalistin aus dem Stern-TV-Team war dem gigantischen Geschäft mit dieser ganz augenscheinlich völlig unwirksamen Pille bereits im Vorfeld der Sendung nachgegangen und hatte ANF deshalb bei der angegebenen Adresse bestellt. Die Wirkung von ANF wird von einer Mitarbeiterin des NSV-Vertriebes am Telefon so erklärt: „In den ersten 24 Stunden werden Sie aufhören zu rauchen, aber nachher müssen Sie stabilisieren." Und weiter: „Wir haben das hier auch getestet, unter uns natürlich, wir waren also wirklich sehr begeistert."

Eine Woche nach dem Gespräch wird die Wunderpille geliefert. Die Verpackung nennt die folgenden Inhaltsstoffe: Sorbitol, Fructus Cardamomi minoris, pflanzliche Fette, Trennmittel Magnesiumstearat. Bei meiner Analyse der Lutschtabletten stellt sich heraus: Sie enthalten nichts anderes als Kardamom – ein besonders in der Weihnachtsbäckerei beliebtes Kuchengewürz. Die übrigen Stoffe dienen nur dazu, die Tablette in Form zu halten, mit dem Fruchtzucker Sorbit bekommen die Tabletten ein wenig Süße. Fakt ist: Kardamom schmeckt toll in Spekulatius, gegen die Nikotinsucht kann er rein gar nichts ausrichten. Früheren Untersuchungen des Bundesgesundheitsamtes zufolge zeigt Kardamom bei dyspeptischen Beschwerden wie Aufstoßen und Völlegefühl eine gewisse Wirkung.

Was ist ANF denn nun überhaupt? Ein Arzneimittel? Ein Nahrungsergänzungsmittel? Letzteres läge immerhin nahe, schließlich ist Kardamom ein Lebensmittel. ANF verspricht allerdings, den Anwender von einer Sucht zu befreien. Dafür muss es in Körperprozesse eingreifen, und das wiederum ist Arzneimitteln vorbehalten. Der Versand von Arzneimitteln ist in Deutschland verboten. Das weiß natürlich auch der Hersteller – und deklariert seine Wunderpille deshalb ganz einfach als „Medizinprodukt auf Lebensmittelbasis". Medizinprodukte sind neben Arzneimitteln und Nahrungsergänzungsmitteln eine dritte Kategorie von Gesundheitsprodukten. Zu den Medizinprodukten zählen beispielsweise Fieberthermometer, Blutdruckmessgeräte oder Herzschrittmacher – aber auch Mittel zum Einnehmen. Voraussetzung dafür, dass sie als Medizinprodukte und nicht als Arzneimittel gelten: Sie müssen eine rein physikalische Wirkung haben und dürfen nicht pharmakologisch oder physiologisch wirken. So wie etwa ein Nasenspray, das die Schleimhaut befeuchtet, oder ein Schlankheitsmittel auf Collagenbasis, das im Magen aufquillt und so ein Sättigungsgefühl hervorrufen soll. Ebenso wie Arzneimittel müssen Medizinprodukte ihre Wirkung mit klinischen Untersuchungen belegen. Kenntlich gemacht werden sie mit dem so genannten CE-Kennzeichen.

Der Hersteller von ANF täuscht seine Kunden nun offenkundig auf ganzer Linie: Er verspricht, dass man mit ANF seine Sucht los wird – das aber bedeutet einen Eingriff in Körperfunktionen, der nur einem Arzneimittel zusteht. Als solches ist ANF selbstverständlich nicht zugelassen. Weiterhin bezeichnet er seine Pillen als Medizinprodukt, als das sie aber auch nicht zugelassen sind – das CE-Kennzeichen fehlt. Grober Unfug ist diese Behauptung obendrein: Eine Kardamom-Tablette kann gar keine physikalische Wirkung haben – sie ist nicht mehr als ein Lebensmittel.

All diese Fakten lassen nur einen Schluss zu: ANF ist nicht nur völlig wirkungslos, es ist in Deutschland außerdem auch gar nicht verkehrsfähig, darf also gar nicht gehandelt werden. Jeder Apotheker und auch jeder andere Geschäftsmann würde sich strafbar machen, wenn er es an einen Kunden abgäbe (siehe auch S. 103: „Arzneimittel oder Lebensmittel: Was sind Nahrungsergänzungsmittel?"). Kein Wunder also, dass es nur per Post aus der Schweiz zu beziehen ist – für Direktversender ist das Ausland ein beliebter Standort, weil den deutschen Behörden der Zugriff dort erschwert ist.

In einem Briefwechsel mit der Stern-TV-Redaktion behaupten die Anwälte des ANF-Herstellers, das Wirkprinzip der Lutschtabletten sei „weder pharmakologischer oder immunologischer noch metabolischer Art" – das Produkt sei deshalb keineswegs ein Arzneimittel. Die Anzeigen sprechen jedoch eine eindeutig andere Sprache: Wer diese Pille lutscht, wird von einer Sucht befreit und erlebt seine Entwöhnung gleichzeitig als „reine Lebensfreude". Dass das mit dem „heftigen Ekel", den ANF und Zigarette zusammen ergeben sollen, kaum in Einklang zu bringen ist, sei nur am Rande bemerkt.

Mit ANF wird der Verbraucher nach Strich und Faden über den Tisch gezogen, und der Hersteller macht dabei kräftig Kasse: Der Wert der Kardamom-Tabletten dürfte sich inklusive Verpackung auf etwa zwei bis drei Mark pro Schachtel belaufen. Bei einem Verkaufspreis von 69 Mark streicht der Hersteller einen satten Gewinn ein. Der cleverste Schachzug des Wundermittel-Vertreibers ist jedoch zweifellos der: Er nutzt den Umstand, dass das Arzneimittel Zyban in den Medien groß angekündigt wurde und hofft darauf, dass viele Menschen diese beiden Produkte verwechseln werden. Der irrige Eindruck, der bei vielen Lesern entstehen dürfte, das neue Präparat sei schon über die Schweiz zu beziehen, wird bewusst erweckt. Die Anzeige titelt nicht umsonst: „Amerika jubelt!" – denn da kommt das neue Arzneimittel ja schließlich her. Weiter heißt es: „Erst in 6 Monaten gibt es die neue Anti-Raucher-Pille rezeptfrei in deutschen Apotheken. Sie aber können schon jetzt bestellen." Dass man bei dieser Bestellung nicht das neue US-Arzneimittel, sondern etwas völlig anderes bekommt, verschweigt der Text natürlich. Und welcher Laie merkt sich schon einen Arzneimittelnamen, den er nur ein- oder zweimal gelesen hat? Selbst Fachleute können da durcheinander geraten: Auch eine Mitarbeiterin meiner Apotheke war auf den ersten Blick der Meinung, bei den beworbenen ANF-Tabletten handele es sich um Zyban.

Bei so viel betrügerischer Absicht verwundert es kaum noch, dass die Vor-Ort-Recherche des Jauch-Teams nicht auf Gegenliebe stößt. Der NSV-Vertrieb, bei dem man die Tabletten bestellen soll, gibt eine Postfachadresse und eine Schweizer Telefonnummer an. Bei ihrer Recherche stößt das Team in einem kleinen Ort in der Schweiz auf die Firma ADM Allgemeine Direktmarketing: Hier werden die Tabletten augenscheinlich im großen Stil versendet. In einem von außen gut einsehbaren Raum im Erdgeschoss des Gebäudes entdecken die Reporter kistenweise ANF-Pillen. Auch ein Auto vor der Tür ist voll beladen mit den braunen Päckchen. Bestätigen wollen die bei einer Zigarettenpause (!) überraschten Mitarbeiter den Versand aber nicht: Hier würden nur die Bestellungen entgegengenommen, behauptet man. Aus der anfänglichen Zurückhaltung wird später offene Ablehnung. Der Geschäftsführer ist nicht zu sprechen, der Anwalt wurde verständigt. Schließlich wird das Team unter der Androhung, die Polizei zu rufen, hinausgeworfen und eine Mitarbeiterin als Wachposten an der Tür platziert. Die Stapel mit Pillen sind vorsorglich weggeräumt worden. Ganz offenkundig wollen sich die Verantwortlichen bei ihrem schmutzigen Geschäft nicht so genau auf die Finger schauen lassen.

## Zitronen-Kapseln – Sauer ist gar nicht lustig

Mit Mitteln wie Haifit, Symonale, Stop-Al oder ANF geben sich die Hersteller größte Mühe, den Verbraucher für dumm zu verkaufen und ihm das Geld aus der Tasche zu ziehen – seiner Gesundheit fügen sie mit diesen Produkten keinen direkten Schaden zu. Dass es auch andere Fälle gibt – Fälle, in denen vermeintlich harmlose Pillen eine ernsthafte gesundheitliche Bedrohung darstellen können –, beweisen die „Zitronen-Schlank-Kapseln". Eine entsprechende Anzeige wirbt vollmundig: „75fache Schlankkraft: Sensationeller Zitronen-Wirkstoff sprengt Fettpolster!" Die angeblich an der „renommierten Bostoner Medizinischen Universität" entwickelten und „in Studien so erfolgreich" getesteten Kapseln sollen das „Fett in den Speckpolstern" aufbrechen und aus dem Körper hinaustransportieren. Dank der besagten 75fachen „Bio-Schlankkraft" funktioniert das alles „absolut ohne Nebenwirkungen". „16 Kilo in 5 Wochen" – dieser sagenhafte Erfolg soll mit den Kapseln „spielend leicht" zu erreichen sein.

Was die Anzeige verschweigt, dafür aber der Packungsaufdruck angibt und meine chemische Analyse für Stern-TV bestätigt: Neben Zitronensäure, Braunalgenpulver, Vitamin C und Citrusfaser – allesamt harmlose Substanzen, die keinerlei Einfluss auf die Figur nehmen – enthalten die Kapseln Aloe vera capensis und damit Aloin. Das wirkt abführend – schlank macht es nicht: Mit Hilfe der Aloe kann man zwar den Darminhalt loswerden, aber mit Sicherheit kein überflüssiges Fett. Die wundersamen Schlankheitspillen – in Wahrheit nichts als ein Abführmittel!

Was der Hersteller der zur Nahrungsergänzung empfohlenen Zitronen-Kapseln gänzlich ignoriert: Der Gesetzgeber definiert Aloe bzw. Aloin als Arzneistoff und schreibt vor, dass dieser nur in Apotheken abgegeben werden darf. Einzige Ausnahme: In geringen Mengen darf es in alkoholischen Getränken enthalten sein – dieser Zusatz ist jedoch von Seiten der Lebensmittelbehörde zulassungspflichtig. In höheren Dosierungen ist die Substanz alles andere als harmlos. Zu den möglichen Nebenwirkungen zählen krampfartige Magen-Darm-Beschwerden, bei chronischem Gebrauch ist außerdem ein Kaliumverlust zu befürchten, der wiederum zu Störungen der Herzfunktion und Muskelschwäche führen kann.[1]

---

[1]  Kommission E Monographie, „Aloe", 21. Juli 1993

Die Werbung für die Pillen verschweigt solche Nebenwirkungen geflissentlich. „Die US-Mediziner empfehlen 1–2 Kapseln zu schlucken, wenn man normal abnehmen will. Da der saure Zitronen-Extrakt keinerlei Nebenwirkungen hat, kann man zum Intensiv-Abnehmen auch bis zu 3 Kapseln vor den Mahlzeiten nehmen", heißt es in der Anzeige. Da jede der Zitronen-Kapseln 75 Milligramm Aloe enthält, überschreitet man schon mit zwei Kapseln die empfohlene Normdosis von 100 Milligramm. Wer sich gar an die Verzehrempfehlung zum „Intensiv-Abnehmen" hält und neun Kapseln täglich schluckt, dürfte vom stillen Örtchen (vor allem nachts!) gar nicht mehr herunterkommen: Massive Durchfälle, verbunden mit Unterleibskrämpfen, sind die Folge. Einen Warnhinweis, dass Schwangere das Mittel nicht nehmen dürfen – es könnte starke Blutungen und schließlich sogar einen Abort nach sich ziehen – und dass auch Stillende auf die Einnahme von Aloe verzichten sollten, sucht man sowohl in der Anzeige als auch auf dem Produkt selbst vergeblich. Wer unter Nierenerkrankungen und Hämorrhoiden leidet, muss Aloe ebenfalls meiden[2] – wie zu erwarten nirgends ein Wort davon.

Der Vertrieb der Zitronen-Kapseln grenzt an fahrlässige Körperverletzung, vor allem angesichts eines weiteren Umstandes: Aloe wirkt tödlich, wenn man über mehrere Tage hinweg täglich ein Gramm davon zu sich nimmt. Geht man von den maximal empfohlenen neun Kapseln á 75 Milligramm am Tag aus, so schluckt man knapp 700 Milligramm Aloe. Da man eine Schlankheitskur wohl immer über mehrere Tage wenn nicht gar Wochen durchführen dürfte, kommt man einer tödlichen Dosis über längere Zeit ziemlich nahe – ohne ein einziges Mal auf diese Gefahr hingewiesen zu werden. Ganz zu schweigen davon, dass vielleicht der eine oder andere Verbraucher die Dosis eigenverantwortlich erhöhen wird, um noch schneller abzunehmen – ein bisschen mehr Zitrone kann doch schließlich nicht schaden...

Günther Jauchs Team begibt sich auf die Spur der skrupellosen Geschäftemacher und ordert die Pillen beim „Institut für Schlankheit und Ernährung" in der Schweiz. Kostenpunkt: 181,95 Mark für drei Gläschen mit je 60 Kapseln! In Buchs, einem kleinen Ort unweit der deutschen Grenze, machen die Journalisten eine ihnen schon bekannte Firma aus, die die tele-

---

[2] Hartke/Mutschler u. a., Deutsches Arzneibuch (DAB), 9. Ausgabe, Kommentar, Wissenschaftliche Verlagsgesellschaft, Stuttgart, 1987, S. 789.

fonischen Bestellungen entgegennimmt. Wie im Falle der Anti-Nikotin-Pillen ANF – nach der Stern-TV-Sendung übrigens sang- und klanglos vom Markt verschwunden – führt die Spur wieder zur Firma ADM. Ein Kantonsapotheker der Schweizer Gesundheitsbehörden will Erkundigungen über die Zitronen-Kapseln einholen. Nach einer knappen halben Stunde verlässt er die Räume von ADM wieder – ohne das dubiose Schlankheitsmittel zu Gesicht bekommen zu haben.

Zur gleichen Zeit interessieren sich deutsche Behörden für das Unternehmen MBS im bayerischen Lindau, nur 50 Kilometer nördlich von Buchs. Es besteht der Verdacht, dass die Zitronen-Kapseln von dieser Adresse aus verschickt werden. Die Kripo durchsucht die Räume und wird tatsächlich fündig. 22 Kisten mit Zitronen-Kapseln werden beschlagnahmt. Nach Recherchen von Stern-TV insgesamt über 280.000 Pillen mit einem Verkaufswert von rund eine viertel Million Mark. Die Staatsanwaltschaft Kempten leitet umgehend ein Ermittlungsverfahren ein. Staatsanwalt Wolfgang Steger äußert sich gegenüber Stern-TV: „Bei den hier sichergestellten Kapseln dürfte es sich nach vorläufiger Bewertung um ein Fertigarzneimittel handeln, das offensichtlich nicht zugelassen ist. Der Vertrieb außerhalb der Apotheken im Versandhandel wäre dann unzulässig."

Angesichts dieser Faktenlage ist es beinahe schon verständlich, dass sich der Mann, der als Geschäftsführer der Schweizer und der Lindauer Firma im Handelsregister eingetragen ist und damit schon für die ANF-Pleite verantwortlich zeichnete, vor laufender Kamera nicht zu den Vorwürfen äußern will. Otto Stalder bemüht sich so gut es eben geht, die Journalisten zu ignorieren, als diese ihn auf einem Parkplatz stellen, und verschwindet in einem Gebäude. Kein Kommentar dazu, dass er immer wieder dubiose Produkte auf den Markt bringt und nach Stern-TV-Recherchen schon einmal eine Unterlassungserklärung für den Vertrieb eines Schlankheitsmittels unterschrieben hat.

Köln ist neben Buchs und Lindau der dritte Schauplatz des Zitronen-Kapsel-Krimis: In der rheinischen Metropole produziert die Firma „Hans Bischoff Pharmazeutische Präparate" die Kapseln für Stalder. Auch hier ist man wenig auskunftsfreudig gegenüber den neugierigen Journalisten, Geschäftsführer Dieter Schmidt ist nicht zu sprechen. Per Fax teilt man Stern-TV mit, die Kapseln seien völlig unbedenklich. „Wegen der geringen Dosierung ist nach unserem Dafürhalten auch keine Gefahr für Schwangere gegeben und ein Warnhinweis auch nicht nötig." Einen Tag vor der Sendung lässt die Firma den Sender dann plötzlich wissen, die Aktivitäten von Stern-

TV „haben uns veranlasst, eine Analyse erstellen zu lassen. Deren Ergebnis hat uns veranlasst, das Produkt in seiner bedenklichen Zusammensetzung sofort aus dem Markt zu nehmen. Die seither von uns produzierten Zitronen-Kapseln enthalten kein Aloe vera capensis und demzufolge auch kein Aloin mehr."

Die ursprüngliche Aussage der Bischoff GmbH, die Kapseln seien gering dosiert, basierte allem Anschein nach nicht nur auf Unverfrorenheit, sondern auch auf einer gewissen Rechenschwäche und der Unfähigkeit, die in jeder Kapsel enthaltenen 75 Milligramm Aloe auf den wirksamen Bestandteil Aloin umzurechnen. Während Bischoff auf 0,135 Milligramm Aloin kommt, sind es – richtig gerechnet – 13,5 Milligramm. Auch in anderen Bereichen scheint es um das Fachwissen der Pharma-Firma nicht zum Besten bestellt: In seinem Fax an Stern-TV behauptet das Unternehmen weiterhin, nicht das Arzneimittelgesetz (AMG) bestimme, was ein apothekenpflichtiger Wirkstoff sei, sondern dessen Beschaffenheit und Dosis. Auch das ist falsch: Das Arzneimittelgesetz schreibt für aloinhaltige Aloe Apothekenpflicht fest, völlig unabhängig von der Dosis – mit der einen erwähnten Ausnahme für bestimmte Alkoholika.

Ist nun, da der gefährliche Inhaltsstoff Aloe aus den Kapseln verschwunden ist, nicht alles in bester Ordnung? Keineswegs: Jetzt sind die Kapseln zwar ungefährlich, aber zum Abspecken immer noch völlig ungeeignet – und ihr Verkauf ist damit nach wie vor glatter Betrug. Was dem Verbraucher, der auf die Versprechungen der Anzeige hereingefallen ist, immerhin noch zu bleiben scheint, ist das Rückgaberecht. Zumindest kann er, viel Zeit und Geduld vorausgesetzt, sein Glück einmal versuchen. Das Team von Stern-TV jedenfalls machte mit ihrem Anliegen, die Anti-Raucher-Pille ANF an die Firma ADM zurückzugeben, keine guten Erfahrungen: Man wurde immer wieder vertröstet und sah nie eine Mark wieder. Nach der Erfahrung von Verbraucherschützern keine unrühmliche Ausnahme, sondern übliche Praxis derartiger Unternehmen.

„Richtig schlemmen und doch abnehmen" – „Sie dürfen essen, soviel Sie wollen" – „Jetzt pro Woche vier Kilo Fett verbrennen – ohne Diät und ohne Gymnastik": So oder ähnlich werben zahlreiche Anbieter von „Fett-weg-Kapseln", „Fett-Fressern" oder „Fett-Blastern" für ihre Schlankheitspillen. Fast immer versprechen sie phantastische Ergebnisse. So schrecken die Hersteller der Fett-Weg-Kapsel „Acloss" (siehe Abb.) nicht davor zurück, in ihrer Anzeige wahre Wunder zu suggerieren: nämlich den Verlust von 19 Kilogramm Körpergewicht in nur fünf Tagen!

Solche Werbung verstößt gegen das Gesetz, denn irreführende Angaben über die Wirkung von Produkten sind nach § 3 des Gesetzes gegen den unlauteren Wettbewerb (UWG) verboten. Und Angaben wie „12 Kilo weni-

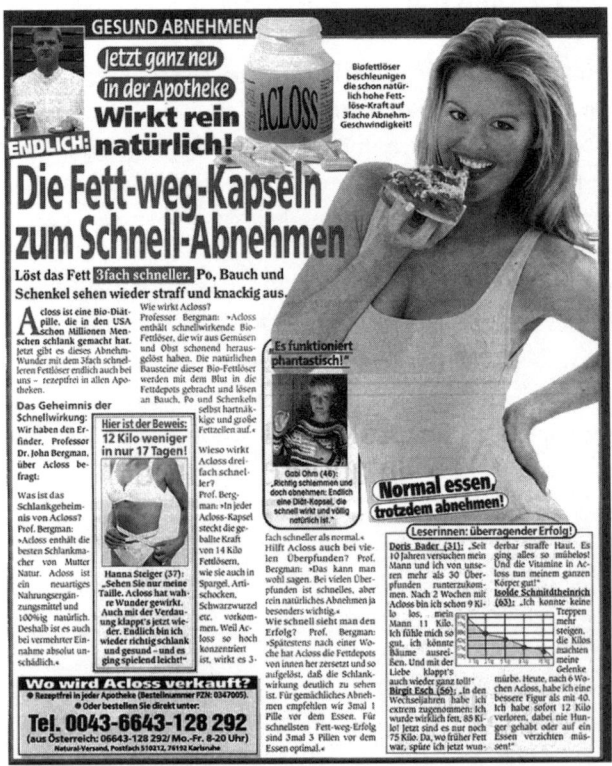

ger in 17 Tagen" führen wahrlich in die Irre: Mehr als drei Kilogramm pro Woche kann kein Mensch abnehmen – selbst bei einer Nulldiät, also dem totalen Verzicht auf Nahrung, verliert der Körper am Tag maximal 400 Gramm Fett. Wer seine Ernährung jedoch kein bisschen umstellt („Normal essen") und auch keinerlei Sport betreibt („Keine Gymnastik"), kann überhaupt nicht abnehmen.

Denn der Körper verbrennt sein Fett nicht einfach so nebenbei – bloß, weil ihm Spargel- oder Schwarzwurzelextrakte, Apfelessig- oder Teekapseln zugeführt werden. Unser Organismus verheizt seine Fettreserven nur, wenn die Nahrung ihm nicht genug Energie liefert. Ohne Not gibt er das wertvolle Fett nicht her – schließlich hat er die äußerst effiziente Energie-Reserve über Jahre mühsam angesammelt! Genetisch sind wir nicht auf Abnehmen programmiert: Unsere Vorfahren haben über Jahrmillionen eine erfolgreiche Überlebensstrategie entwickelt, nämlich die Fähigkeit, möglichst viel Nahrungsener-

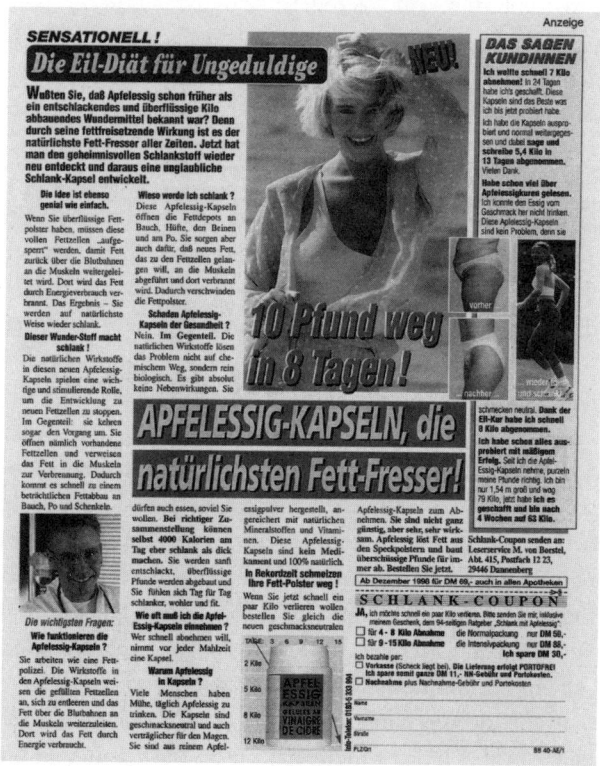

Schlank im Schlaf? Der Betrug mit dubiosen Diäten

32 / 33

gie effektiv zu speichern. Das war auch nötig, um lange Zeit trotz knapper Nahrung zu überleben. So gesehen sind Dicke die wahren Überlebenskünstler: Denn ihr Körper verwertet Futter ausgesprochen gut. Genetisch bedingt arbeitet ihr Stoffwechsel sehr sparsam und legt überschüssige Kalorien sogleich in Fettdepots an.

Schade für die Dicken, dass Zeiten des Nahrungsmangels heute in unseren Breiten passé sind. Denn dann ginge es ihnen blendend, während schlechte Futterverwerter – also die Schlanken, die beliebig essen können, ohne zuzunehmen – leiden müssten. Bei ständig üppigem Nahrungsangebot aber haben es die guten Verwerter schwer, schlank zu bleiben. Die Erbanlagen und Hormone, die Hunger und Sättigung, Energieverbrauch und Fettspeicherung steuern, lassen sich leider nicht durch Artischocken, Apfelpektin oder Pu-Erh-Tee verändern.

Und die Naturgesetze auch nicht: Wer 1 Kilogramm Körpergewicht verlieren will, muss 7.000 Kilokalorien (kcal) verbrennen. Um in einer Woche 4 Kilo abzunehmen, müsste ein Mensch also 28.000 kcal verfeuern – das wären pro Tag 4.000 kcal. Wer gleichzeitig normal weiterisst und dem geschätzten deutschen Durchschnitt gemäß täglich 3.000 kcal zu sich nimmt, muss, um den versprochenen Abnehm-Effekt zu erzielen, jeden Tag 7.000 kcal verbrauchen. Sportliches Radfahren kostet etwa 400 kcal pro Stunde – um 7.000 kcal wegzustrampeln, müssten Übergewichtige also Tag für Tag fast 18 Stunden im Sattel sitzen! Neun Pillen Acloss oder drei Kapseln Apfelessig (siehe Abb. „Apfelessig-Kapseln") sollen demnach genausoviel Fett vernichten wie eine 300 Kilometer lange Radtour – das ist wahrlich „sensationell".

Die Anbieter von Acloss machen sich denn auch gar nicht erst die Mühe, diese Wunderwirkung auch nur ansatzweise zu erklären oder gar zu belegen – weder nennen sie irgendeinen Wirkstoff, noch erwähnen sie wissenschaftliche Studien. Als Begründung dienen nur lapidare Behauptungen: „Acloss zersetzt die Fettdepots von innen her", „löst selbst hartnäckige und große Fettzellen auf". Leider lassen sich Fettzellen jedoch weder zersetzen noch weghungern. Ihre Anzahl bleibt immer konstant, nur ihre Größe ändert sich. Selbst wenn die Fettzellen aufgrund einer vernünftigen Diät mit Ernährungsumstellung und Bewegung schrumpfen, ist das noch keine Garantie, „für immer schlank" zu bleiben, denn geschrumpfte Fettzellen drängen verstärkt darauf, wieder Fett zu speichern. Wer nach der Diät reichlich schlemmt, nimmt deshalb schnell wieder zu.

Auch die Werbung für Pu-Erh-Tee „Alles essen – trotzdem 12 Kilo weg" (siehe Abb.) hält es nicht für nötig, das „Schlank-Wunder" irgendwie zu erklären – der Anbieter kennt die Wirkung offenbar selber nicht, spricht er doch in seiner Anzeige von „geheimnisvollen Schlank-Faktoren". Sehr geheimnisvoll, in der Tat: denn Pu-Erh-Tee ist im Grunde nur kalter Kaffee. Eine Untersuchung der Arzneimittelkommission der Deutschen Apotheker ergab: Pu-Erh-Tee ist nichts anderes als schwarzer Tee – mit den gleichen Wirkstoffen wie eine Tasse goldgelber Darjeeling: Koffein und Theobromin.[1] Auch das Zentrallaboratorium der Deutschen Apotheker konnte beim bestem Willen keine Hinweise auf Inhaltsstoffe finden, die schwarzer Tee nicht auch enthält.[2] Pu-Erh-Tee kann weder „Fett killen" noch ist er ein

---

[1]  Pu-Erh-Tee = Schwarzer Tee, Deutsche Apotheker Zeitung 17/1999, S. 6
[2]  Obskure Präparate, Pharmazeutische Zeitung, 27/1999, S. 9

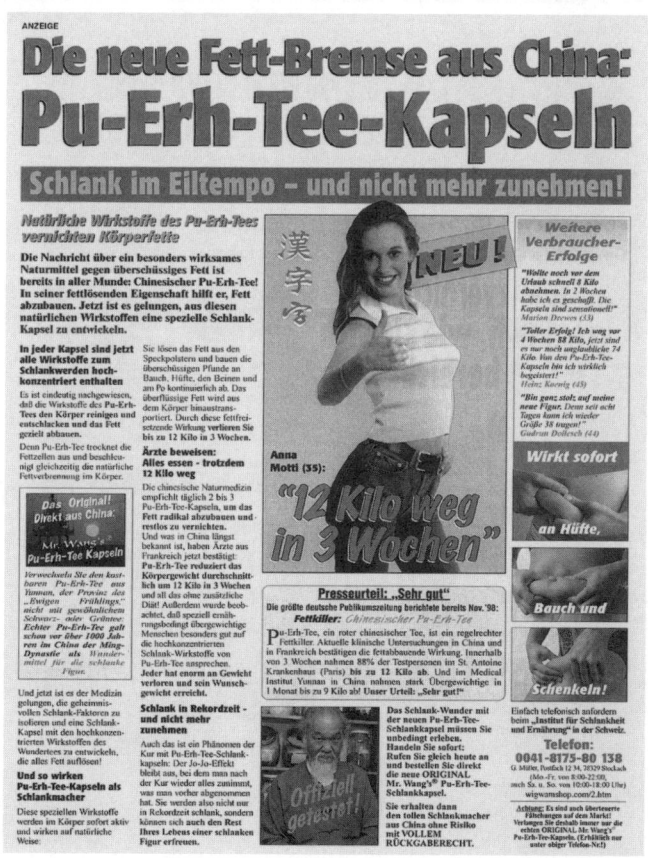

„Fettfresser mit fettlösenden Eigenschaften"; weder „trocknet" er Fettzellen aus noch „beschleunigt er die natürliche Fettverbrennung im Körper" – und dass er „in Rekordzeit schlank macht", ist ebenfalls ein Märchen der Werber.

Während bei den meisten Schlankheitspillen das Wirkprinzip nebulös bleibt, nennen einige Anbieter ihrer Kundschaft wenigstens ein paar Wirkstoffe, die angeblich für müheloses Abnehmen sorgen. In Apfelessig-Präparaten soll vor allem der Ballaststoff Pektin „feindliches Fett zerstören" (siehe Abb. Fat Blaster). Pektin quillt genau wie andere Ballaststoffe in Magen und Darm auf, bremst den Hunger leicht und beschleunigt die Darmpassage. Ballaststoffe fördern zwar die Verdauung – aber „Fett zerstören" können sie nicht. Wer Pektin und andere Ballaststoffe zu sich nehmen will, sollte keine Pillen schlucken, sondern frisches Obst essen. Denn Apfelessig enthält deut-

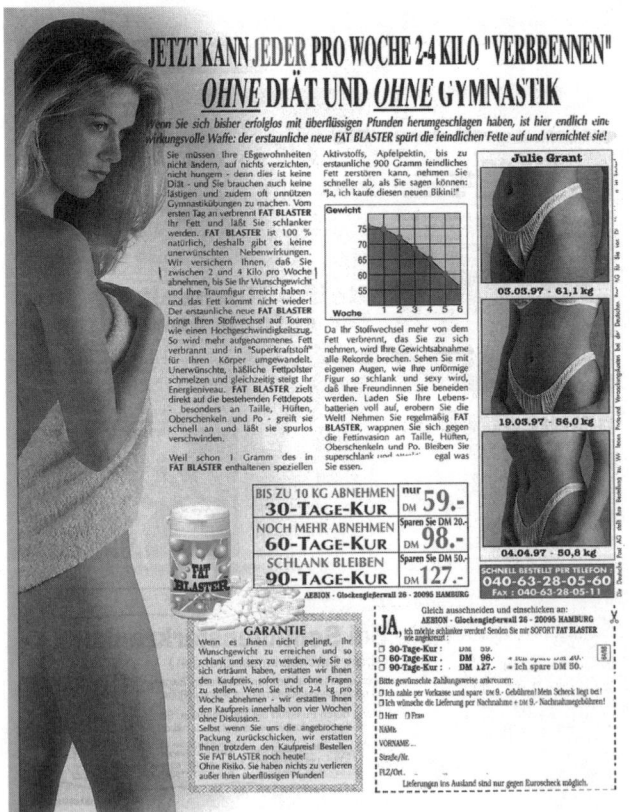

lich weniger Pektin als ein normaler Apfel. Auch Vitamine, Mineralstoffe, Spurenelemente, Enzyme und Aminosäuren kommen in Apfelessig nur extrem verdünnt vor. So liefern zwei Teelöffel Essig gerade mal zehn Milligramm Kalium und 0,001 Milligramm Betacarotin – ein mittelgroßer Apfel bietet zwanzigmal soviel Kalium und vierzigmal soviel Carotin.[3]

Apfelessig-Kapseln sind noch aus einem anderen Grund sehr kritisch zu beurteilen: Der Verbraucher erwartet bei einem solchen Produkt ganz automatisch etwas Konzentriertes – und findet sich getäuscht. Es ist nämlich gänzlich unmöglich, Essig zu trocknen – er würde beinahe vollständig verdampfen. Deshalb greifen die Hersteller entsprechender Präparate zu einem Trick: sie verwenden sprühgetrocknetes Maltodextrin als Trägersubstanz. Der daraus entstehende Extrakt hat dann aber mit dem Ausgangsprodukt Apfelessig nur noch wenig gemeinsam. Säure, das zeigen Analyseergebnisse, ist in diesen Produkten kaum noch vorhanden. Schlussfolgerung: Apfelessig-Kapseln haben keinen gesundheitsfördernden Effekt und führen den Verbraucher in die Irre – statt Apfelessig bekommt er Maltodextrin...[4]

„Haben Sie sich schon einmal überlegt, warum Meerestiere niemals dick werden?" Tatsächlich haben wir uns darüber noch keine Gedanken gemacht – die Hersteller von „Bonsal" (siehe Abb.) verraten uns aber freundlicherweise das Geheimnis: Chitosan heißt der „Schlankstoff", er stammt aus den Schalen von Muscheln und Krabben. Schalentiere leiden tatsächlich selten unter Übergewicht – wie fast alle wild lebenden Tiere. In freier Wildbahn besteht meistens ein Gleichgewicht zwischen fressen und Beute machen einerseits und Kalorien verbrauchen bei Jagd, Flucht oder Futtersuche andererseits. Welcher Fisch, welche Krabbe kann sich gemütlich aufs Sofa setzen und Chips knabbern? Natürlich gilt das nicht nur für Meerestiere – haben Sie schon einmal überlegt, warum Gazellen und Geparden niemals dick werden?

An Chitosan liegt es jedenfalls nicht. Dieser „Fettfresser" ist ein Abkömmling des von Insektenpanzern bekannten Chitins – Chitosan wurde bislang vorzugsweise als Bindemittel für Kosmetika eingesetzt. Als Nahrungsergänzungsmittel soll es das Fett in der Nahrung binden, selbst aber unverdaulich sein und zusammen mit dem Fett vollständig wieder ausgeschieden werden. Für diese Theorie gibt es bisher aber keine seriösen und

---

3   Ist Essig Heilkraft aus der Natur?, Presseinformation der Deutschen Gesellschaft für Ernährung, Frankfurt 16. September 1998

4   Apfelessigkapseln – unsinnig und irreführend, Deutsche Apotheker Zeitung 26/1999, S. 27

Schlank im Schlaf? Der Betrug mit dubiosen Diäten

36 / 37

nachvollziehbaren Belege.[5] Würde Chitosan tatsächlich wie versprochen wirken, könnte das sogar gefährlich werden. Denn aus Tierversuchen weiß man, dass Chitosan Zucker- und Cholesterinwerte senkt und die Aufnahme von Mineralstoffen und Vitaminen blockiert. Vor allem bei den fettlöslichen Vitaminen A, D und E kann es bei längerer Einnahme zu gefährlichen Mangelerscheinungen kommen.

Wegen dieser in Körperfunktionen eingreifenden Wirkung wurde das als Nahrungsergänzungsmittel angebotene Bonsal von einigen Überwachungsbehörden als Arzneimittel eingestuft – wofür ihm natürlich die Zulassung fehlt.[6] Aber selbst wenn Firmen Abmahnungen kassieren, schreckt sie das

---

5  Kurt Langbein u. a.: Bittere Pillen, Verlag Kiepenheuer und Witsch, Köln 1999, S. 708
6  Bonsal, Resorbitol und andere Chitosan-haltige Produkte, Pharmazeutische Zeitung 10/1998, S. 9

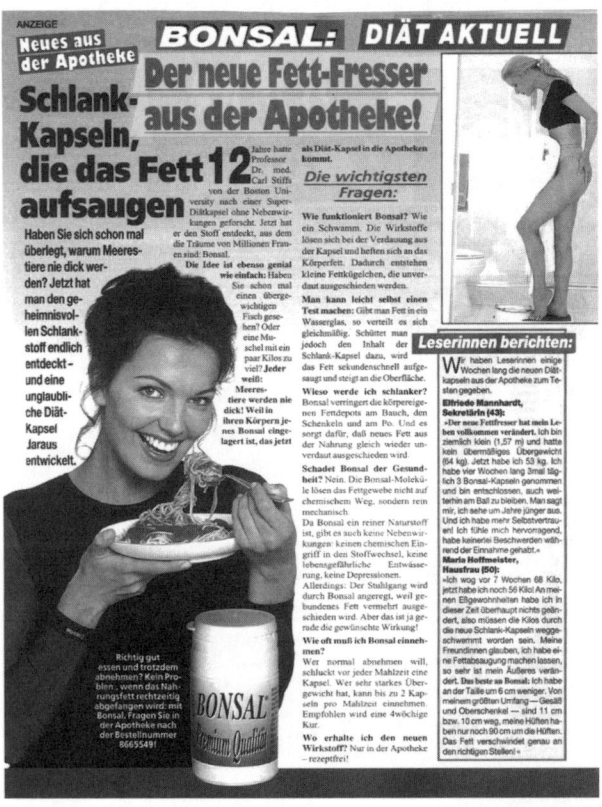

nicht unbedingt ab, weiterhin Geschäfte zu machen. Man ändert entweder die Kennzeichnung des Produktes oder gibt dem Kind ganz einfach einen anderen Namen: Aus „Bonsal" wird dann „Bonsal plus" oder „Bonsal vit", aus „Resorbitol" wird „Resorbitol plus" und schließlich „Resorbitol forte". Und mit jedem Mittel wird aufs Neue abkassiert.

Algen und Schalentiere zählen zu den exotischeren Wundermitteln: Als vermeintlicher Fettfresser musste im Laufe der letzten Jahre auch fast jedes stinknormale Gemüse herhalten. Da gab es Kohl-Kapseln, Weizenkeim-Extrakte, Spargel-Extrakt und Kiwi-Pillen, Artischocken- und Brennessel-saft, Wacholder-Kapseln und Löwenzahn-Extrakt.

Gerade die Spargelpillen sind ein eindrucksvolles Beispiel für pulveri-sierten Unsinn, für den der Verbraucher auch noch tief in die Tasche grei-fen muss. Der Hessische Rundfunk bat mich vor einigen Jahren, Schlank-heitsmittel mit Spargel zu prüfen. Ich nahm 14 Produkte in der Preis-klasse zwischen knapp 16 und knapp 70 Mark unter die Lupe. Elf davon waren Nahrungsergänzungsmittel, nur drei von ihnen verrieten dem Kunden die Dosierung. Was sie ihm natürlich nicht verrieten: Welcher Menge echtem Spargel diese Tagesdosis entsprach. Hochgerechnet auf frischen Spargel lag die Ration beim höchstdosierten Mittel bei sage und schreibe einer $^2/_3$ Stange Spargel. Rechnet man die unterschiedlichen Dosierungen auf den Pfundpreis für frischen Spargel hoch, so würde der im teuersten Fall 2.975 Mark betragen – nicht schlecht für ein schlichtes Gemüse...

Spargel-Produkte machen angeblich schlank, weil sie entwässern – aber diese Behauptung ist keinesfalls belegt. Die Kommission E des Bundesge-sundheitsamtes kam 1991 nach kritischer Würdigung aller Studien zum Thema Spargel zu dem vernichtenden Urteil: Die Wirksamkeit als wasser-treibendes Mittel ist nicht ausreichend belegt. Eine therapeutische Anwen-dung kann nicht empfohlen werden. Wer jetzt protestierend anmerken möchte, dass man nach dem Genuss frischen Spargels aber doch häufiger als sonst aufs stille Örtchen müsse, sollte bedenken: Spargel besteht zu 90 Pro-zent aus Wasser. Wer ein Pfund davon isst, hat fast einen halben Liter Flüs-sigkeit zu sich genommen. Kein Wunder eigentlich, dass die Blase sich schneller meldet als sonst.

Ganz egal wie unsinnig die Versprechungen von Schlankheitsmitteln auch sein mögen: Immer wieder neue Produkte werden immer wieder gern gekauft – der Leidensdruck Übergewichtiger ist offenbar enorm. Jedes Jahr geben deutsche Apotheker millionenmal Schlankheitsmittel ab, und jede

Schlank im Schlaf? Der Betrug mit dubiosen Diäten

38/39

# Der Slim Stick – Riech Dich schlank

**F**ünf Jahre lang musste ein gewisser Dr. Alan Hirsch, Psychologe und Neurologe aus Chicago, angeblich forschen, bis er ihn hatte – den Duft, der schlank macht. Die Aroma-Mischung aus grünem Apfel, Banane und Pfefferminze wurde in einem Duft-Stift verpackt und versprach in großen Anzeigen „Dreimal riechen, 200 Kalorien weg". „Kann ich auch an Äpfeln, Bananen und Pfefferminze riechen, um schlank zu werden?" fragt der Hersteller des Slim Stick, das Hamburger Pharma-Contor, in einer Mitteilung stellvertretend für die Kunden. Die Antwort, die er natürlich auch gleich selbst gibt: „Das kann man. Nur der

Erfolg stellt sich nicht ein, denn man braucht einen hochkonzentrierten Duft, der auch noch in einem bestimmten Mischungsverhältnis sein muss. Diese Mischung ist geheim."

Was klingt wie eine ziemlich dämliche Zeitungsente, ist leider wahr: Der Slim-Stick, 1995 auf den Markt gebracht, stand auf meiner Liste mit Favoriten für die „Scheiß des Monats"-Aktion ganz oben. Das Landgericht Berlin war jedoch schneller als ich. Mit einer einstweiligen Verfügung vom 25. Juli 1995 verbot es den weiteren Vertrieb des Produktes. Begründung des Gerichts: Bei Slim-Stick handelt es sich eindeutig um ein Arz-

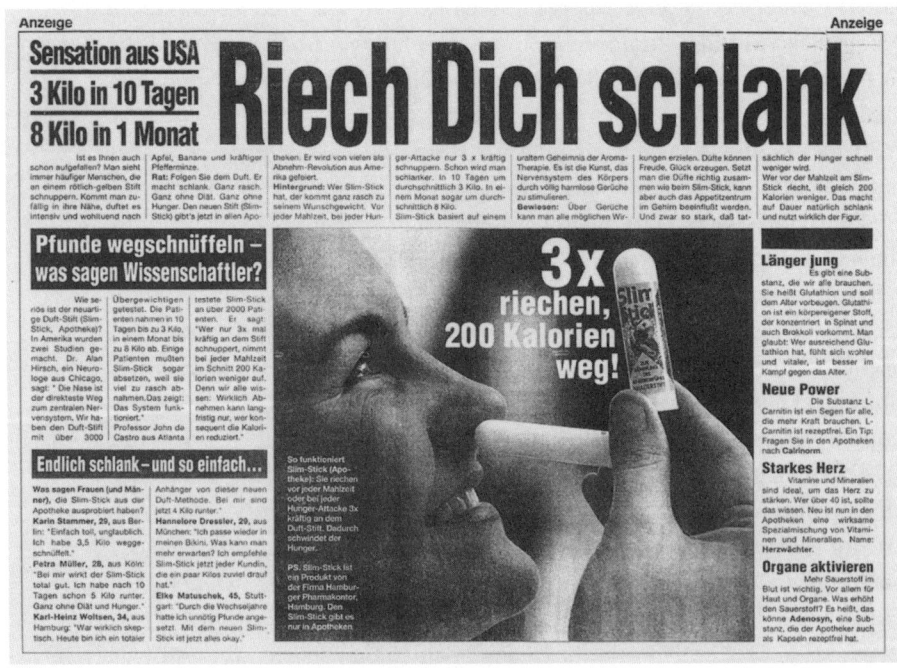

neimittel, denn es reklamiert für sich, Funktionen im menschlichen Körper beeinflussen zu können. Da es als Arzneimittel aber nicht zugelassen ist, darf es auch nicht in Verkehr gebracht werden. Außerdem wurden dem Hersteller Aussagen untersagt wie „Der Duft macht schlank...Ganz ohne Diät" oder „Abnehm-Revolution aus Amerika". Das Gericht ging davon aus, dass die in den Anzeigen zitierten amerikanischen Studien „überhaupt nicht stattgefunden haben und dass möglicherweise die beiden ... Personen, die die Studien angeblich durchgeführt haben sollen, überhaupt nicht existieren."

Ein Riechstift, mit dem man acht Kilo in einem Monat abnehmen kann – das ist zu schön, um wahr zu sein, und im Grunde auch zu unwahrscheinlich, als dass es wirklich jemand glauben könnte. Ein klein wenig hatte das wohl auch der Hersteller befürchtet, denn er verkaufte den Stift ausschließlich über Apotheken: Dieser Vertriebskanal steht schließlich für Kompetenz und Seriosität – und ein bisschen davon färbt auch auf die hier angebotenen Produkte ab. Der Exklusiv-Vertrieb über Apotheken ist nach wie vor ein beliebter Schachzug, um einem unsinnigen Produkt wenigstens einen Hauch von Gediegenheit zu verleihen.

zweite Frau hat schon mindestens eine Diät absolviert.[7] Kein Wunder – leidet unsere Gesellschaft doch unter einem regelrechten Schlankheitswahn. Ob auf Plakatwänden und Litfasssäulen, an Haltestellen oder in Fußgängerzonen, in Illustrierten, Kinos oder im Fernsehen: Überall springen uns superschlanke Schönheiten mit silikongestützter Oberweite ins Auge, werben für Miederwaren und Müsli, Autos und Antikmöbel, Schuhe und Versicherungen. In deutschen Medien kommt kein Fett mehr vor.

Mit der Realität hat das nichts zu tun. Die von der Mode suggerierte Idealfigur, die auch manche Models nur um den Preis einer Essstörung zu halten vermögen, weicht vom Körper der normalen Kundin deutlich ab: Im Schnitt sind deutsche Frauen 1,63 Meter groß und wiegen 66 Kilo, beim Durchschnittsmodel hingegen verteilen sich 56 Kilo auf 1,76 Meter. Das dürre Ideal bleibt für die meisten ewig unerreicht – trotz aller Diätversuche. Oder vielleicht gerade deswegen?

Wer dauerhaft abnehmen will, steckt in einem komplexen Dilemma. Denn die meisten Übergewichtigen wollen vor allem eines: schnell abspecken. Wer dann hungert, um rasch leichter zu werden, verliert in den

---

7 Andreas Geschuhn: Schlank ist in – schlank ist cool, Süddeutsche Zeitung, 7. Mai 1997

ersten Tagen hauptsächlich Wasser. Wenn der Körper nicht ausreichend Energie durch Nahrung bekommt, greift er zunächst auf schnell verfügbare Quellen zurück. Und die sprudeln nicht aus dem Fett, sondern aus dem Zuckerstoff Glykogen, der in Leber und Muskeln deponiert wird. An jedem Gramm Glykogen hängen etwa vier Gramm Wasser. Wer hungert, verliert also zuerst fast nur Flüssigkeit. Die damit verbundene Gewichtsreduktion hält auf Dauer nicht an – zum Glück: der Körper muss diesen Wasserverlust so bald wie möglich wieder ausgleichen, damit sein Salz- und Mineralien-haushalt nicht durcheinandergerät.

Wer weiter hungert und sich nicht bewegt, verliert auch dann noch kein Fett – sondern Muskeleiweiß. Sind die Glykogen-Reserven verbraucht, wandelt der Stoffwechsel körpereigenes Eiweiß in Zucker um, um daraus seine Energie zu gewinnen. Besonders gefördert wird dieser Prozess bei eiweißarmer Diät. Ein Muskelabbau lässt sich dann nur durch sportliche Betätigung verhindern. Je nach individueller Konstitution verbrennen die ersten Fettpolster erst nach mehreren Hunger-Tagen.

Seine wertvollen Fettreserven lässt sich der Organismus nur ungern wegnehmen. Und er setzt, Ironie des Schicksals, sogar noch eins drauf: Im Anschluss an eine Diät kommt der Mechanismus zur Fetteinlagerung erst richtig in Schwung – Schuld ist eine Hormonumstellung. Nun betrachtet der Körper schon ganz normale Essensmengen als schiere Völlerei, er hält also den Grundumsatz weiter niedrig und speichert soviel Fett, wie er nur kann. So passiert es, dass die mühsam weggehungerten Pfunde schnell wieder drauf sind: das ist der gefürchtete Jo-Jo-Effekt. Wer nach einer Diät gleich wieder normal fett isst, bringt bald mehr Kilos auf die Waage als vorher. In der Verzweiflung locken dann dubiose „Schlankstoffe" aus Nahrungsergänzungsmitteln – vor allem, wenn die Werbung suggeriert: „Sie haben nichts zu verlieren außer Ihren überflüssigen Pfunden!"

# Mit Wundermitteln die Gesundheit revolutionieren

Dr. Hagiwaras „Green Magma – **Grüner Gerstengras-Extrakt**" soll sich in kaltem Wasser sofort auflösen. Hat er das nach minutenlangem, vehementem Umrühren endlich getan, ist das fertige Gebräu spinatgrün, und sein Geruch erinnert entfernt an Kuhstall. Das durch das Wörtchen „Magma" heraufbeschworene Blubbern bleibt zum Glück aus. Zwar wird empfohlen, das Getränk vor dem Herunterschlucken einige Sekunden lang im Mund zu behalten, doch empfindsame Gemüter dürften froh sein, wenn sie es (mit zugehaltener Nase!) überhaupt herunterbringen. Der eigenwillige Nachgeschmack, eine Mischung aus frisch geschnittenem Gras und Erde, hält sich penetrant.

Aber haben wir nicht schon als Kinder gelernt, dass wirksame Arznei meist bitter ist? Und dieser Saft aus jungen Gerstenblättern muss einfach wirksam sein: Dr. Hagiwara preist ihn in seinem kleinen Büchlein, das der Versender einem Info-Paket beigelegt hatte, als ein wahres Lebenselixier.

Zitat: „Mein Grüner Gerstenextrakt kann Ihre Gesundheit revolutionieren, mehr Energie geben, Sie in Ihrem Wohlbefinden und Aussehen unterstützen, Ihnen helfen, länger gesund zu leben und gegen lebensbedrohliche Krankheiten anzukämpfen, wie z. B. hoher Cholesterinspiegel, Herzkrankheiten, Arteriosklerose, Bluthochdruck, Krebs, Diabetes, Leberprobleme, Allergien."

Die großen Zivilisationskrankheiten unserer Zeit – mit zwei bis drei Teelöffeln Green Magma pro Tag kein Thema mehr? Man mag kaum glauben, dass ein japanischer Pharmakologe den Stein der Weisen gefunden hat, nach dem Wissenschaftler aus aller Welt schon seit Jahrzehnten vergeblich suchen. „Das Mini-Gerstenfeld auf einem Teelöffel" – warum sind wir da nicht schon früher draufgekommen?

Unsere Gesundheit revolutionieren – das wollen viele Nahrungsergänzungsmittel, und beinahe monatlich ist ein neuer Trend auszumachen, der von den Medien aufgegriffen wird (siehe S. 78 „Wie kommt die Pille in die Zeitung?").

Bei genauerer Betrachtung vermögen die Wundermittel nicht zu halten, was sie versprechen. So soll Green Magma gerade wegen seines hohen Chlorophyll-Anteils besonders wirksam sein. Die Effektivität dieser Substanz gegen die genannten Wehwehchen ist nicht bewiesen, Studien fehlen natürlich.

Einen wahren Gesundheitsboom erleben auch die natürlichen Schätze aus dem Meer – aber leider nicht auf unseren Tellern, wo sie die Ernährung tatsächlich sinnvoll bereichern könnten, sondern in Form von Kapseln und anderen Zubereitungen. So zum Beispiel das **Grünlippmuschel**-Konzentrat. Wie für Green Magma so gibt es auch für dieses Produkt ein Begleitheft, das kostenlos über Reformhäuser abgegeben wird. Während der Anbieter selbst auf dem Produkt keine krankheitsbezogenen Aussagen machen darf und es schlicht als „Vitamin-Kapseln zur Nahrungsergänzung" deklariert, ist es den Autoren eines Buches natürlich unbenommen, eine klarere Sprache zu wählen: „Hilfe bei Arthrose und Rheuma" verspricht das Büchlein vollmundig und weiter: „Die neuseeländische Grünlippmuschel zeichnet sich durch einen ungewöhnlich hohen Gehalt an Aminozuckern aus, die einen positiven Effekt bei der Behandlung von Gelenkerkrankungen haben." Das Wort „Aminozucker" soll Seriosität und Wissenschaftlichkeit vortäuschen. Es gibt viele Aminozucker – hier wird wohl auf das Glukosamin abgehoben. Diese Substanz ist in einem Arzneimittel enthalten, das die Abnutzung und Degeneration des Gelenkknorpels aufhalten soll – die Wirkung dieses Mittels ist aber nicht belegt.

Als „natürliche Quelle der Vitalität", als „kleine Fitmacher" und „Ozean-Power" wird ein anderer Meeresbewohner in der Presse charakterisiert – die **Alge**. Während die blaugrünen, einzelligen Lebewesen die Speisepläne der Japaner und Chinesen schon seit langem bereichern, sind sie bei uns als Lebensmittel weitgehend unbekannt, im Sommer veranlasst uns allenfalls noch die Algenpest, manche Strände zu meiden. Algen enthalten vor allem Jod. Bei einer jodmangelbedingten Schilddrüsenunterfunktion, die zu Abgeschlagenheit und Müdigkeit führt, kann die Zufuhr von Jod den Stoffwechsel wieder auf Trab bringen. Nur muss dies unbedingt medizinisch abgeklärt werden. Wer Jod in größeren Mengen unkontrolliert zu sich nimmt, riskiert eine Schilddrüsenüberfunktion und unter Umständen sogar eine Stoffwechselentgleisung.

**Austern** erfreuten sich in Gourmet-Kreisen schon immer großer Beliebtheit. Auch Menschen, die auf die aphrodisierende Wirkung von Lebensmittel bauen, schätzen die glibbrigen Meeresfrüchte. Austern sind – wie andere Muscheln auch – reich an Eisen und Zink. Ob sie deshalb jedoch zu Recht als „Top-Fitmacher", „Liebes- und Beauty-Pillen" und „Potenzcocktail aus dem Meer" bezeichnet werden, ist zu bezweifeln. Wenn hier etwas Berge versetzt, dann der Glaube: Seit Jahrhunderten sind Menschen davon überzeugt, die besonders eiweißreichen Austern seien der Potenz förderlich –

bewiesen ist das nicht. Nahrungsergänzungsmittel mit „natürlichen" Inhaltsstoffen kommen beim Verbraucher gut an – aber auch Produkte mit eher unbekannten und geheimnisvoll klingenden Ingredienzen werden gern als Wundermittel angepriesen. Dazu zählen unter anderem NADH, L-Carnitin, DHEA oder Coenzym Q10.

Bleiben wir gleich bei letzterem: Das in der wissenschaftlichen Literatur als Ubichinon bezeichnete Q10 machte zum Beispiel als „Mr. Wang's Q10", aber auch in zahlreichen anderen Präparaten von sich reden. Der ominöse Mr. Wang charakterisierte das Produkt als „leistungsstarke Energie-Formel" und schrieb ihm wundersame Heilkräfte zu: „Es ist das Lebens-Elixier für unser Herz und unseren Körper", „Ohne Q10 kann keine Zelle im menschlichen Körper arbeiten", und er fragte, in diesem Kontext wohl mehr rhetorisch: „Q10 – Der Stoff, der jung hält?"

Was ist dran an diesem Wundermittel? Das Coenzym Q10 wird vom Körper selbst hergestellt: Dazu benötigen die Körperzellen verschiedene Aminosäuren sowie Vitamin B12, Folsäure und weitere B-Vitamine als Katalysatoren. Ein Mangel an diesen Nährstoffen könnte unter Umständen zu einem sekundären Q-10-Mangel führen. Klinische Mangelsymptome wurden jedoch beim Menschen bisher nicht beobachtet. Deshalb ist anzunehmen, dass unser Bedarf durch Eigensynthese und über die Nahrung ausreichend gedeckt wird. Besonders ubichinonreich sind Fisch, Fleisch, Hülsenfrüchte, Samen und Nüsse, pflanzliche Öle, Broccoli und Spinat.

Untersuchungen zum Coenzym Q10 zeigen Verschiedenes: Je älter wir werden, desto mehr nimmt der Q10-Gehalt verschiedener Organe ab. Der Q10-Gehalt im Blut hingegen scheint konstant zu bleiben.[1] Bei Sportlern, denen hohe Dosen Q10 verabreicht wurden, kehrte sich der antioxidative, zellschützende Effekt von Q10 sogar um: Die Bildung freier Radikale stieg an, wodurch Körperzellen geschädigt werden können. Ein finnisches Forscherteam verglich den Effekt von Q10 auf jüngere und ältere gut trainierte Sportler. Ergebnis der Untersuchung: Zwar stiegen die Q10-Spiegel im Blut, die Gewebekonzentrationen ließen sich jedoch nicht beeinflussen. Auch die Ausdauerleistung während des Trainings ließ sich durch Q10 nicht steigern.[2]

---

[1] Coenzym Q10 – Werbewirksam, Test 1/1999, S. 97
[2] E.U.L.E.N.-Spiegel, Wissenschaftlicher Informationsdienst des Europäischen Institutes für Lebensmittel- und Ernährungswissenschaften e. V., Hochheim, 3/1998, S. 10

# DHEA und Melatonin – Jugend zum Schlucken?

**D**HEA wurde bei uns in den letzten Jahren über den Versandhandel angeboten. „So werden Sie 100 Jahre alt und bleiben gesund", „zeigte sich hilfreich bei Krebs, Alzheimer-Krankheit, Multipler Sklerose, Gedächtnisverlust, chronischer Müdigkeit und Parkinson-Krankheit" lauteten die vollmundigen Versprechungen. DHEA ist in Deutschland als eigenständiges Medikament nicht verfügbar, da keine Zulassung besteht, es gibt jedoch ein DHEA-haltiges Kombinationsarzneimittel, das der Verschreibungspflicht unterliegt. In den USA ist DHEA hingegen in jedem Drugstore mit entsprechender Gesundheitsabteilung erhältlich.[1]

DHEA ist die Abkürzung für den Zungenbrecher Dehydroepiandrosteron, ein so genanntes Steroidhormon, das in der Nebennierenrinde hergestellt wird. Mit zunehmendem Alter produziert der menschliche Organismus immer weniger dieses Stoffwechselproduktes – bei Personen jenseits der 60 beträgt der DHEA-Spiegel im Blut nur noch etwa 20 Prozent von dem junger Menschen. Dieser Umstand verleitete zur Annahme, eine Zufuhr von DHEA könnte Alterungsprozesse aufhalten und altersbedingten Erkrankungen vorbeugen. Verschiedene Studien, in denen ältere Menschen DHEA erhielten, ergaben jedoch keine Verbesserung des Befindens oder der Gedächtnisleistung. In einer Studie zeigte sich allerdings, dass die Gabe von DHEA mit einem erhöhten Wohlbefinden einherging.[2]

Zum jetzigen Zeitpunkt halten es Experten für unmöglich, den therapeutischen Nutzen von DHEA abschließend zu beurteilen. Die angeblichen Wirkungen bei neurologisch-degenerativen Erkrankungen, bei Erkrankungen des Immunsystems, bei Krebs und bei kardiovaskulären Erkrankungen haben sich nicht bestätigt. Von der unkontrollierten Einnahme, wie sie beispielsweise in Amerika möglich ist, wird gewarnt, da sie gesundheitsgefährdend sein kann.[3]

Ähnliches gilt für das Hormon **Melatonin**. Melatonin ist in Amerika ein freiverkäufliches Nahrungsergänzungsmittel, bei uns wurde es jedoch von den Behörden als zulassungspflichtiges Arzneimittel eingestuft. Körpereigene Hormone gelten in Deutschland wegen ihrer vielfältigen pharmakologischen Wirkungen übrigens generell nicht als Nahrungsergänzungsmittel![4]

Melatonin wird eine Verzögerung des Alterungsprozesses zugeschrieben, es soll

[1] Was ist dran am Wundermittel?, Medical Tribune, 22. August 1997

[2] Dieter Steinhilber: DHEA, Melatonin, Vitamin E., Wundermittel gegen das Altern?, Deutsche Apotheker Zeitung 9/1999, S. 49

[3] Bruno Allolio: DHEA-Substitution, Endokrinologie, 21/1997, S. 5

[4] Stephan Pfitzer/Michael Boll: Vom Sein und Schein des Melatonins, Ernährungs-Umschau 11/1996, S. 398

sich zur Krebsprophylaxe und -therapie eignen, die sexuelle Vitalität steigern, positiv bei Schlafstörungen wirken und helfen, den reisebedingten Jetlag zu überwinden.[5] Liegt diesen Erwartungen eine gesicherte Basis zugrunde – oder sind sie einmal mehr nichts als Wunschdenken? Melatonin wird hauptsächlich in der Zirbeldrüse, einem kleinen Organ im Gehirn, hergestellt. Weil Licht die Biosynthese von Melatonin hemmt und Dunkelheit zu einem Anstieg der Melatoninspiegel im Blut führt, gilt das Hormon als Zeitgeber für unsere biologische „innere" Uhr. Wie bei DHEA, so nimmt auch die Produktion von Melatonin im Laufe des Lebens ab – was die Vermutung nahelegt, der Alterungsprozess stehe hiermit in Zusammenhang. Gestützt wurde diese These durch die Untersuchungen an Mäusen, denen Melatonin ein längeres Leben schenkte. Was die Autoren der Studie jedoch verschwiegen: Die in der Untersuchung verwendeten Mäuse hatten einen genetischen Defekt und konnten allein schon deshalb überhaupt kein Melatonin herstellen.

Daraus nun den Schluss zu ziehen, dass auch Lebewesen, deren Zirbeldrüse das Melatonin ganz normal produzieren kann, von einer zusätzlichen Gabe profitieren würden, entbehrt nach Meinung von Experten jeder wissenschaftlichen Grundlage. Ebenso unsinnig wäre es, Gesunden Insulin zu verordnen – ein Hormon, das viele Diabetiker aufgrund ihrer Erkrankung nicht selbst herstellen können. Bei ihnen verlängert die Insulingabe die Lebenserwartung, bei Gesunden selbstverständlich nicht.

Erfolgversprechend scheint zur Zeit lediglich die Anwendung bei Schlafproblemen und bei Jetlag zu sein. Dennoch: Von der regelmäßigen Einnahme des Hormons ist unbedingt abzuraten, denn Langzeituntersuchungen fehlen, und das Nebenwirkungsspektrum ist noch weitgehend unbekannt. Bei Daueranwendung kann die biologische Uhr durcheinander geraten, Schädigungen durch chronische Fehlregulation sind nicht ausgeschlossen.

---

[5]  Theodor H. Lippert u. a.: Melatonin, Deutsche Apotheker Zeitung 7/1999, S. 43

---

Fazit: Der Einsatz von Q10 wird bei Krankheiten diskutiert, die durch die Wirkung freier Radikale ausgelöst werden, wie zum Beispiel Gefäßerkrankungen und Krebs.[3] Dass es generell von Nutzen sein könnte, Q10 über ein Nahrungsergänzungsmittel zuzuführen – dafür fehlt bislang jedoch jeder Nachweis.

---

[3]  Coenzym Q10 – Was ist das überhaupt?, Informations- und Dokumentationsstelle am Institut für Ernährungswissenschaft der Justus-Liebig-Universität Gießen, 9/1995

Mr. Wang wurden übrigens Aussagen wie „In Mr. Wang's Q10 sind Stoffe enthalten, die selbst bei einer vernünftigen Ernährung dem Körper schon ab einem Alter von 35 Jahren nicht immer in ausreichender Menge zugeführt werden könnten" vom Landgericht Essen per einstweiliger Verfügung verboten. Die Werbeaussagen für das Präparat waren nicht nur hanebüchener Unsinn, sie verstießen auch gegen sämtliche gesetzliche Regelungen (siehe hierzu auch S. 61 „Wie viel Werbung ist erlaubt?").

Hält denn wenigstens **L-Carnitin**, was es verspricht? Dieses angebliche „Wunder-Vitamin" für Sportler und Übergewichtige gehört, wie das Coenzym Q10, zur Gruppe der vitaminähnlichen Verbindungen, den so genannten Vitaminoiden. Diese werden zum Teil mit der Nahrung aufgenommen, aber auch im Körper selbst gebildet. L-Carnitin wird benötigt, um langkettige Fettsäuren durch die Membranen ins Innere der Mitochondrien, das sind Bestandteile der Zellen, zu transportieren. Daraus schloss man, dass L-Carnitin auch die Fettverbrennung beschleunigen könnte. Bislang gibt es jedoch keine Studien, die belegen, dass sich die Substanz für die „Entfettung" eignet.

Ähnlich liegt der Fall, was **Taurin** betrifft: Dieser angeblich Geist und Körper belebende und entgiftende Stoff steckt vor allem in Energy-Drinks, die „Flügel verleihen", wie der wohl bekannteste von ihnen verspricht. Der Körper bildet Taurin aus Cystein selbst, wir nehmen es aber auch mit der Nahrung auf. Taurinreich sind zum Beispiel Meeresfrüchte, Fleisch und Fisch. Die Fachliteratur zu Taurin ist spärlich, eine Studie mit Ausdauersportlern konnte keinen leistungssteigernden Effekt von Taurin nachweisen.[4]

Bleibt die Super-Pille aus Amerika – **NADH**. In einer mehrseitigen Anzeigen-Beilage wird sie als „Super-Energierückgewinnungspille" apostrophiert. An einer Stelle heißt es: „Die Wirkung ist einfach phänomenal. Bereits nach 72 Stunden fühlen Sie sich wieder top-fit..." Experten zufolge wurde NADH hierzulande auch als Mittel gegen Parkinson und Alzheimer angeboten. NADH steht für Nicotinamid-Adenin-Dinucleotid und ist in jeder Zelle des Organismus vorhanden. Es entsteht aus Niacin, einem Vitamin des B-Komplexes, das mit der Nahrung zugeführt werden muss. Schon vor zehn Jahren wurde einigen Parkinson-Patienten im Rahmen einer offenen Studie täglich NADH intravenös verabreicht. Die Ergebnisse waren vielversprechend,

---

4  E.U.L.E.N.-Spiegel (Anm. 2), S. 3

konnten aber nie reproduziert werden. Aussagekräftige, kontrollierte Doppelblind-Studien fehlen vollständig (siehe hierzu auch S. 73 „Wissenschaftliche Studien haben ergeben…"). Die Behauptung, NADH wirke gegen Alzheimer, ist völlig aus der Luft gegriffen. Fazit: NADH-haltige Nahrungsergänzungsmittel können weder Parkinson- noch Alzheimer-Patienten empfohlen werden.[5]

---

[5]  NADH – kein Wundermittel gegen M. Parkinson!, Pharmazeutische Zeitung 1/1999, S. 8

## Die Tomate in der Kapsel

Gemüse und Obst in Pillenform sind „in". Die Gründe dafür liegen auf der Hand: Artischocken, Tomaten, Spargel, Sauerkraut, Äpfel, Trauben und Co. sind gesund. Das dürften dank intensiver Medien-Berichterstattung inzwischen selbst jene Konsumenten wissen, die solches „Grünzeug" nicht mögen oder aus den verschiedensten Gründen nur selten verzehren. Besonders viel konnte man in jüngster Vergangenheit über die sekundären Pflanzenstoffe lesen – diese bioaktiven Stoffe sollen für unsere Gesundheit eine besonders wichtige Rolle spielen und sogar Herz-Kreislauf-Erkankungen und Krebs vorbeugen helfen (siehe Kasten S. 53 ‚Sekundäre Pflanzenstoffe – Fitmacher aus Obst und Gemüse"). Die Rahmenbedingungen für Anbieter, die den Verbraucher vom Wert ihrer vermeintlichen „Power-Pillen" überzeugen wollen, sind also denkbar günstig.

## Pille statt mediterraner Genuss?

Mediterrane Küche, Kreta-Diät, Mittelmeer-Kost: Wenn Sie bei diesen Worten an Ihren nächsten Urlaub in Griechenland, Spanien, Italien oder Südfrankreich denken – vergessen Sie's! Frisches Gemüse und aromatische Kräuter, knackige Salate, mit Olivenöl angemacht, gegrillter Fisch, ein Gläschen Rot- oder Weißwein und rund um die Uhr reichlich Obst - auch diese Assoziationen, die jedem „Nordlicht" das Wasser im Munde zusammenlaufen lassen, streichen Sie besser. Denken Sie schlichter: Präti mediterran heißt das Zauberwort. Dieses Nahrungsergänzungsmittel treibt den Trend, köstliche, gesunde Nahrungsmittel ihres Genusswertes zu berauben und in Blisterverpackungen einzuschweißen, auf die Spitze: Präti mediterran „verkapselt" ein ganzes Ernährungskonzept – die mediterrane Kost.

„Wer verfügt schon über das notwendige ‚Kleingeld', um lange Urlaube am Mittelmeer zu verbringen? Viele Menschen haben nicht einmal die Zeit, geruhsam zu Mittag zu essen. Und selbst wenn, woher wollen wir wissen, dass die Speise, die wir zu uns nehmen, noch alle lebenswichtigen Inhaltsstoffe in ausreichender Menge enthält?"

Diese drei Sätze aus einer Begleitbroschüre des Herstellers sind irreführend, wenn nicht gar falsch. „Genuss ist weder eine Frage des Geldes noch der Zeit", sagt selbst Spitzenkoch Johann Lafer. Niemand braucht viel Geld, um sich gesund zu ernähren, und ans Mittelmeer muss man dafür schon gar nicht reisen. Die Lebensmittel, die dort auf den Tisch kommen, sind keineswegs exotisch und allesamt auch hierzulande erhältlich – für den kleinen Geldbeutel sogar bei Aldi. Olivenöl, ein zentraler Bestandteil der Mittelmeer-Küche, gibt es dort preiswert und, wie die Stiftung Warentest findet, von hervorragender Qualität.

Keine Zeit zum Mittagessen – mag sein. Aber nicht die Unregelmäßigkeit der Ernährung stellt in erster Linie eine Gefahr für die Gesundheit dar, sondern die falsche Auswahl der Nahrungsmittel. Wer mittags nicht viel Zeit hat, für den sind lecker belegtes Vollkornbrot, reichlich Obst und Rohkost genau das Richtige. Ein üppiger Salat oder leichte warme Mahlzeiten sind am frühen Abend ebenso wertvoll wie mittags.

Bleibt die unterschwellige Behauptung, unsere Lebensmittel könnten nicht mehr alle wichtigen Inhaltsstoffe enthalten. Ernährungswissenschaftler sehen das anders: Eine ausgewogene Ernährung mit sämtlichen erforderlichen Vitaminen und Nährstoffen ist mit unserem Nahrungsmittelangebot leicht realisierbar. Wer Sorge hat, das Kantinenessen könne verkocht und damit nährstoffarm sein, kann seinen Speiseplan mit rohem Gemüse, frischem Obst und mageren Milchprodukten sinnvoll bereichern – und auf diese Weise gesund bleiben. Wer hin und wieder Hamburger und Pommes essen möchte, trinkt dazu einen frisch gepressten Fruchtsaft – und die Nährstoffbilanz rutscht nicht ins Minus.

Ein Nahrungsergänzungsmittel mit Oliven-, Schwarzkümmel- und Fischöl, mit Rotwein-, Rosmarin-, Citrus- und Tomatenextrakt, mit Vitamin E und Carotinoiden braucht der Verbraucher dann ganz sicher nicht. Und das Geld für die Kapseln kann er schon mal sparen – für den nächsten Urlaub am Mittelmeer.

---

Hinzu kommt noch etwas anderes: Unter „Tomatenkapseln" kann sich jeder Laie viel eher etwas vorstellen als unter, sagen wir, „Lycopinkapseln" – der Bezug auf die vertraute Frucht ist einfach griffiger. Wer auf gesunde Ernährung wert legt, der soll glauben, Gemüsekapsel oder Fruchtpüree wären ebenso hochwertig wie die ursprünglichen Lebensmittel. Aber das stimmt leider nicht immer.

Bleiben wir gleich bei den **Tomaten**-Kapseln: Ihr hauptsächlich ausgelobter Inhaltsstoff ist das Lycopin, ein Carotinoid, das der Tomate ihre rote Farbe verleiht. Außer in Tomaten kommt dieser Stoff zum Beispiel noch in Aprikosen, Wassermelonen und Papayas vor. Lycopin, so der Hersteller, entfalte im Körper „ausgeprägte antioxidative Eigenschaften, die zu einer Inaktivierung freier Radikale führen."

Freie Radikale sind Sauerstoffmoleküle mit der Fähigkeit, Zellverbindungen und Erbinformationen nachhaltig zu schädigen. Antioxidativ wirkende Vitalstoffe wie das Lycopin sollen nun freie Radikale wenigstens teilweise unschädlich machen. Groß angelegte epidemiologische Studien, berichtet der Hersteller, geben Hinweise darauf, dass eine Lycopin-reiche Ernährung das Risiko, an Prostata-Krebs zu erkranken, um 21 Prozent gesenkt habe. Auch das Risiko für Krebserkrankungen im Magen-Darm-Trakt, so zeigten Fall-Kontroll-Studien aus Norditalien, könne bei hohem Tomaten-Verzehr um bis zu 60 Prozent gesenkt werden.

Andere Hersteller von Nahrungsergänzungsmitteln auf Tomaten-Basis treffen noch weitreichendere Aussagen zum Wunderstoff Lycopin: So kann er angeblich das Herzinfarktrisiko senken, „schwere Beine leichter und schöner" machen und Rheumabeschwerden lindern.

Die Arzneimittelkommission der Deutschen Apotheker teilt die Lycopin-Euphorie nicht. Nach Sichtung der wissenschaftlichen Literatur zum Thema Lycopin stellen die Experten lapidar fest, dass über die Wirkungen dieser Substanz nur wenig bekannt sei. Wissenschaftlichen In-vitro-Versuchen zufolge, also Untersuchungen, die nicht am Menschen, sondern lediglich im Reagenzglas durchgeführt wurden, hat Lycopin eine höhere antioxidative Kapazität als Betacarotin und hemmt die Vermehrung mehrerer Tumorzellarten. Das Problem dabei: In-vitro Untersuchungen lassen sich nicht einfach auf den Menschen übertragen – ebenso wenig wie Studien am Tier (siehe hierzu auch S. 73 „Wissenschaftliche Studien haben ergeben …") In Tierversuchen, so berichtet die Arzneimittelkommission weiter, verminderten sich bei krebskranken Tieren die Tumorgewichte, wenn man ihnen Lycopin gab.

Eine Studie am Menschen zeigte, dass bei Männern, die eine Lycopin-reiche Diät erhielten, tatsächlich eine Verminderung des Prostatakrebs-Risikos zu verzeichnen war. Einschränkend heißt es: „Ob die Risikominimierung auf den Lycopin-Gehalt oder auf anderen Eigenschaften der Diät beruhte, kann aber nicht entschieden werden."[1]

Auch mit dem Glauben an eine Erlösung von Rheuma- oder Venenproblemen räumen die Fachleute auf: „Aus den Veröffentlichungen über Lycopin sowie über Carotinoide ergeben sich keine Anhaltspunkte für eine Wirksam-

---

[1]  Mitteilungen der Arzneimittelkommission der Deutschen Apotheker: Lycopin-haltige Nahrungsergänzungsmittel, Deutsche Apotheker Zeitung 8/1999, S. 10

# Sekundäre Pflanzenstoffe – Fitmacher aus Obst und Gemüse

Eure Nahrungsmittel sollen eure Heilmittel und eure Heilmittel eure Nahrungsmittel sein. Diese Weisheit des griechischen Arztes Hippokrates ist über 2000 Jahre alt. Dass man Gesundheit essen kann, ist heutzutage nicht nur ein Erfahrungswert, wir können es auch beweisen. Zahlreiche wissenschaftliche Studien lassen keinen Zweifel, dass pflanzliche Schutzstoffe an der Verhütung von Krebs oder Herz-Kreislauf-Erkrankungen beteiligt sind, dass bioaktive Substanzen wirken können wie Arzneimittel.[1]

Kohlenhydrate – etwa Stärke und Ballaststoffe – sowie Eiweiße und Fette bezeichnet man als primäre Pflanzenstoffe. Sie machen die Hauptbestandteile jeder Pflanze aus. Die sekundären Pflanzenstoffe hingegen kommen nur in geringen Mengen in den Pflanzen vor und dienen ihnen zum Beispiel als Abwehrstoffe gegen Pflanzenschädlinge, als Wachstumsregulatoren und als Farbstoffe.

Die Ernährungswissenschaft hat erst in den letzten Jahren damit begonnen, die gesundheitlichen Wirkungen dieser Substanzen genau zu untersuchen. 30.000 verschiedene sekundäre Pflanzenstoffe sind bisher bekannt – die tatsächliche Zahl könnte sich aber auf bis zu 400.000 belaufen. Zwischen 5.000 und 10.000 sekundäre Pflanzenstoffe, so der aktuelle Stand der Wissenschaft, kommen vermutlich in der Nahrung vor. Bei einer gemischten Kost nehmen wir täglich etwa 1,5 Gramm dieser Stoffe zu uns. Bei Vegetariern kann es allerdings deutlich mehr sein.[2]

Vitamine zählen übrigens nicht zu den sekundären Pflanzenstoffen, weil sie essentiell sind, d. h. ein Mangel zu Störungen oder gar Krankheiten führt. Bei den sekundären Pflanzenstoffen ist das anders: Wer sie nicht bekommt, erleidet keine sicht- oder messbaren Mangelerscheinungen. Weil ein ständiges Manko jedoch vermutlich langfristig das Risiko für verschiedene Erkrankungen erhöht, wird zur Zeit diskutiert, ob bestimmte Substanzen der sekundären Pflanzenstoffe nicht als Nährstoffe eingestuft werden sollten.

Zu den heute bekannten sekundären Pflanzenstoffe zählen Carotinoide, Phytosterine, Saponine, Glucosinolate, Polyphenole, Protease-Inhibitoren, Monoterpene, Phytoöstrogene, Sulfide und Lektine. Sie wirken antikanzerogen, antioxidativ und antimikrobiell, sie stimulieren das Immunsystem und haben einen cholesterinsenkenden Effekt.

Die Deutsche Gesellschaft für Ernährung betont, dass noch viel Forschungsarbeit in Sachen sekundäre Pflanzenstoffe zu leisten

---

[1] Leitzmann/Groeneveld: Gesundheit kann man essen. Bioaktive Stoffe in Lebensmitteln, dtv 1997, S. 9 u. 11

[2] Gesundheitliche Bedeutung sekundärer Pflanzenstoffe, Ernährungsbericht 1996, Deutsche Gesellschaft für Ernährung (DGE), S. 217

ist und dass deshalb zur Zeit keine Zufuhr-empfehlungen zur Prävention und Therapie bestimmter Krankheiten gegeben werden können. Anders formuliert: Aufgrund der heutigen Datenlage ist nur schwer einzu-schätzen, welche Substanzen in welchen Mengen zu einem optimalen Schutz beitra-gen.

Die Empfehlung lautet deshalb nach wie vor: Viele pflanzliche Lebensmittel essen und den Speiseplan mit ihrer Hilfe so abwechslungsreich wie möglich gestalten. Fünfmal täglich eine Portion Obst oder Gemüse, insgesamt etwa ein halbes Pfund Gemüse und ein halbes Pfund Obst, sorgen für eine ausreichende Zufuhr sekundärer Pflanzenstoffe, betont auch die Deutsche Krebshilfe. Zusammen mit Sport und Gewichtskontrolle lässt sich so das Krebsri-siko um 30 bis 40 Prozent senken, wissen die Experten.[3]

Leider fällt es aber vielen Menschen schwer, so viel frische Pflanzenkost zu sich zu nehmen. Wie die Nationale Verzehrsstu-die zeigt, isst jeder Deutsche durchschnitt-lich nur etwa 140 Gramm Gemüse täglich. Beim Obst sieht es mit 96 Gramm (Männer) und 112 Gramm (Frauen) noch düsterer aus. Zu unserer Ehrenrettung in Sachen Obst sei allerdings noch erwähnt, dass wir durchschnittlich etwa 80 Gramm Obst- und Gemüsesäfte täglich trinken. Trotzdem: Diese Mengen bleiben deutlich unter dem, was Ernährungswissenschaftler uns emp-fehlen.[4]

Liegt es da nicht nahe, sekundäre Pflan-zenstoffe in Nahrungsergänzungsmittel oder Functional Food einzubauen? Ist das nicht geradezu nötig, wo wir doch offensichtlich zu wenig dieser wertvollen Stoffe zu uns nehmen? Und nicht nur ein Defizit lässt sich ausgleichen: Nach der Devise „Viel hilft garantiert mehr" werden Produkte mit Rie-senmengen sekundärer Pflanzenstoffe angeboten. Bringt das was – oder im Gegen-teil: Könnte es vielleicht sogar schaden?

All diese Fragen sind nicht leicht zu beantworten. Zum einen betonen Experten immer wieder, dass die Einnahme von Ein-zelsubstanzen wie Carotinkapseln oder Knoblauchpillen keinen Wert habe: Die Stoffwechselvorgänge in unserem Körper sind eng miteinander verzahnt, und nur das Zusammenspiel verschiedener Inhaltsstoffe wie sekundärer Pflanzenstoffe und Vitami-ne, Mineral- und Ballaststoffe kann die in Studien beobachteten Effekte erzielen. Eini-ge Wissenschaftler vertreten außerdem die Auffassung, dass die Hersteller von Func-tional Food und Nahrungsergänzungsmit-teln zu rasch handeln: Kaum ist eine Sub-stanz entdeckt und sind im Labor oder im Tierversuch erste gesundheitsfördernde Eigenschaften aufgezeigt, wird sie isoliert und in hohen Konzentrationen eingesetzt. Man tut dies, ohne eine Antwort auf ver-

---

3  Obst und Gemüse gegen Tumoren, Pressemitteilung der Deutschen Krebshilfe, Bonn 22. März 1999

4  Gemüse und Obst für eine gesunde Ernährung. Sekundäre Pflanzenstoffe als Wirkstoffe, Hrsg. Auswer-tungs- und Informationsdienst für Ernährung, Landwirtschaft und Forsten (aid) e.V., Bonn 1998, S. 5

schiedene Fragen zu haben: Hat die Substanz in isolierter Form denselben Effekt wie im ursprünglichen Lebensmittel? Reagiert sie unter Umständen mit anderen Nährstoffen oder hat sie in großen Mengen eventuell sogar unerwünschte Nebenwirkungen?

Eine solche unerwünschte Nebenwirkung kann zum Beispiel das Betacarotin zeigen: Jahrelange Beobachtungen legten die Vermutung nahe, dass Raucher sich durch die Einnahme von Betacarotin vor Lungenkrebs schützen könnten. Daraufhin erhielten Kettenraucher in einer finnischen Studie täglich zehnmal soviel Betacarotin, wie üblicherweise mit der Nahrung aufgenommen wird. Ergebnis nach sechs Jahren: In der Betacarotin-Gruppe traten nicht weniger, sondern sogar geringfügig mehr Krebsfälle auf als in der Kontrollgruppe, die kein Betacarotin erhalten hatte. Die Studie wurde frühzeitig abgebrochen.

Die Forscher haben dafür zwei Erklärungsansätze: Zum einen dürfte die Lunge bei vielen Erkrankten schon vor Studienbeginn irreparabel geschädigt gewesen sein – sie hatten im Schnitt schon über 35 Jahre stark geraucht. Zum anderen wurde aber vermutet, dass das Betacarotin die Aufnahme weiterer wirksamer Carotinoide aus der Nahrung in die Darmzellen blockierte. Eine später durchgeführte Studie konnte dies tatsächlich beweisen. Schlussfolgerung der Wissenschaftler: Solange nicht alle Interaktionen einzelner Nahrungsinhaltsstoffe geklärt sind, sollte man besser auf die Einnahme einzelner Carotinoide verzichten.

In manchen Nahrungsergänzungsmitteln werden auch verschiedene sekundäre Pflanzenstoffe kombiniert – zum Beispiel in speziellen Extrakten aus Gemüsen und Früchten. Schon kleine Mengen enthalten laut Herstellerangaben so viele bioaktive Pflanzenstoffe wie mehrere Kilogramm normales Obst und Gemüse.

Wie ist der gesundheitliche Wert solcher Konzentrate zu bewerten? Diese Frage ist schon deshalb schwer zu beantworten, weil zur Zeit noch niemand weiß, welche Veränderungen die sekundären Pflanzenstoffe beim Extraktionsvorgang erfahren. In der echten Pflanze sind einige Substanzen in den Zellen, andere in den Zellkernen oder Zellwänden untergebracht – wieder andere in speziellen Räumen, Drüsen oder Gängen, weil sie sonst zelltötend wirken würden. Beim Extrahieren kommt nun im wahrsten Sinne des Wortes alles in einen Topf, chemische Reaktionen können schneller ablaufen. Man weiß beispielsweise, dass sich der Vitamin-C-Gehalt eines Orangensaftes schnell abbaut, während er in der ganzen Frucht lange erhalten bleibt. Werden die Konzentrate mit Hilfe eines Extraktionsmittels aus den Früchten oder Gemüsen gewonnen, spielt auch dieses Lösungsmittel eine wichtige Rolle bei der Qualitätsbeurteilung.

Der einzige Rat, der sich bei so vielen offenen Fragen anbietet, ist einmal mehr dieser: Frische Früchte, frisches Gemüse und Vollkornprodukte sind der Nahrungsergänzung aus dem Labor in jedem Fall überlegen. Essen Sie ganz einfach – so natürlich wie möglich!

keit bei Venenbeschwerden oder rheumatischen Krankheiten." Den Anbietern, die diese falsche Heilerwartung geweckt hatten, wurde ihre gesundheitsbezogene Werbung dann auch gleich untersagt...

Manche Gemüsepillen sollen vor Krebs schützen, andere das Abnehmen erleichtern – zum Beispiel **Spargel** kombiniert mit **Petersilie**. Ein entsprechendes Präparat hilft angeblich, das Fettgewebe aufzulockern und den Abbau von Fett zu beschleunigen. Was ist dran an diesem Versprechen? Die harntreibende Wirkung von Spargel ist nie belegt worden – sie geht wohl eher darauf zurück, dass frischer Spargel zu 90 Prozent aus Wasser besteht (siehe auch S. 32 „Schlank im Schlaf").

Petersilie, vor allem die Früchte und die Wurzeln, enthalten ein ätherisches Öl, das stark reizend auf die Beckenorgane wirkt, also auch auf die Niere – das kann eine entwässernde Wirkung haben. Fakt bleibt aber: Entwässern macht nicht schlank. Wer abnehmen will, muss abspecken. Natürlich lässt sich auch durch Entwässern, durch das „Trockenlegen" des Körpers, Gewicht verlieren, wenn man Gesundheitsrisiken in Kauf nimmt: Das Blut wird dickflüssig, Thrombosen und Gefäßverschlüsse sind mögliche Folgen. Außerdem können Stoffwechselsubstanzen ausfällen, das bedeutet, dass sich zum Beispiel Harnsäure in den Gelenken einlagert oder zur Nierensteinbildung führt.

Die Hersteller von Kapseln mit der tropischen Frucht **Papaya** preisen das „Superenzym" Papain. Enzyme sind Stoffe, die die Stoffwechselvorgänge im Körper entscheidend beeinflussen. Das Papaya-Enzym Papain soll genauso wirken wie körpereigene Enzyme und die Verdauung ankurbeln, die Pfunde ohne Hungern verbrennen und „die über die Jahre eingelagerten Eiweiß-Schlacken im Darm gleich mit auflösen". Diese Behauptung ist falsch: Papain kann kein abgelagertes Fett oder Eiweiß verdauen. Ähnlich wie das Enzym Pepsin im Magensaft fördert Papain lediglich die Eiweißverdauung. Beim Abnehmen hilft es nicht.

Nahrungsergänzungsmittel mit **Grapefruit**kern-Extrakt machten zeitweilig mehr durch ihren Schadstoffgehalt als durch den vermeintlichen gesundheitlichen Nutzen von sich reden. Produkte mit Grapefruitkern-Extrakten sollen – wie ein starkes natürliches Antibiotikum – Keime abtöten, gleichzeitig wegen ihres hohen Vitamin-C-Gehaltes das Immunsystem stärken und Durchblutungsstörungen vorbeugen.

Bei Laborversuchen hat sich zwar eine gewisse antibakterielle und antimykotische Wirkung gezeigt, man weiß aber bislang nicht, auf welchen Inhaltsstoffen diese Wirkung beruht. Das Bundesinstitut für gesundheitli-

chen Verbraucherschutz und Veterinärmedizin (BgVV) und die Arzneimittel-
kommission der Deutschen Apotheker warnen vor der Anwendung von
Grapefruitkern-Extrakten, weil viele Produkte bei einer Untersuchung das
Konservierungsmittel Benzethoniumchlorid enthielten – in Deutschland für
Lebensmittel und damit auch für Nahrungsergänzungsmittel verboten![2]
Interessant ist: Benzethoniumchlorid besitzt eine keimtötende Wirkung –
vielleicht sind die angepriesenen Eigenschaften ja auf diesen Stoff zurückzu-
führen...

Auch **grüner Tee** zählt zu den „Zaubermitteln", über die in letzter Zeit
viel geschrieben wurde: Grüner Tee ist nichts anderes als unfermentierter
schwarzer Tee. Weil die Teeblätter nur gedämpft oder geröstet, aber nicht
vergoren werden, bleiben die Inhaltsstoffe fast unverändert erhalten. Wertvoll wird grüner Tee durch Fluor (Kariesschutz) und verschiedene sekundäre
Pflanzenstoffe (siehe Kasten) wie Flavonoide und Gerbstoffe, hier besonders
das Epigallocatechingallat. Grüner Tee soll das Krebsrisiko senken, als freier
Radikalfänger wirken und einen blutdrucksenkenden Effekt haben. Gesund
ist dieser Tee in der Tat – ob er deshalb aber in Nahrungsergänzungsmitteln
mit den Vitaminen E und C oder gar mit Coenzym Q10 kombiniert werden
muss, bleibt fraglich.

Tomaten, Spargel und Früchte wie Papayas und Pampelmusen sind gesund und sollten möglichst häufig auf dem Speiseplan stehen. Grüner Tee
enthält wertvolle Substanzen und ist auch wegen seiner Kalorienfreiheit ein
gesundes und anregendes Erfrischungsgetränk. Entsprechende Pillen jedoch, und da sind sich seriöse Ernährungswissenschaftler heute einig, können das gesamte Spektrum der in den ursprünglichen Lebensmitteln vorhan-
denen Vitalstoffe nicht ersetzen.

Bis endlich wissenschaftliche Studien den Wert von Sauerkraut- oder
Apfelessig-Kapseln, von Rotwein-Kautabletten und Kombucha-Pillen belegen – oder, was wahrscheinlicher ist: widerlegen –, wird der Verbraucher
gewissermaßen als Versuchskaninchen missbraucht. Lesen wir dann
schwarz auf weiß, dass die echte Tomate jeder Pille um Längen überlegen ist,
haben sich die Mythen um die vermeintliche Wirksamkeit bestimmter Nahrungsergänzungsmittel unter Garantie längst in den Köpfen festgesetzt. Und
eine Wirkung hat schließlich auch, woran wir glauben wollen (siehe S. 132
„Auch Placebos haben eine Wirkung").

---

[2]  Grapefruitsamen-Kernextrakt, Deutsche Apotheker Zeitung 40/1998, S. 151

# 3

# Werbetricks und PR-Kniffe

# Wie viel Werbung ist erlaubt?

Hustenbonbons sind eine sinnvolle Erfindung. Legte man allerdings strenge juristische Maßstäbe an, dürfte es diese harmlosen Lebensmittel gar nicht geben. Keine Sorge: Nicht die Pastillen, Bonbons und Lutschtabletten selbst. Was es eigentlich nicht geben dürfte, ist ihr Name. Denn „Husten" ist eine Krankheit – und mit krankheitsbezogenen Aussagen darf für Lebensmittel nicht geworben werden.

Den Umgang mit Werbung regelt das Lebensmittel- und Bedarfsgegenständegesetz (LMBG), dem auch die Nahrungsergänzungsmittel unterliegen, weil sie per definitionem Lebensmittel sind. Der Gesetzestext verbietet es, für Lebensmittel Wirkungen auszuloben, „die ihnen nach den Erkenntnissen der Wissenschaft nicht zukommen oder die wissenschaftlich nicht hinreichend gesichert sind." Ganz klar: Einer Irreführung oder Täuschung des Verbrauchers soll ein Riegel vorgeschoben werden.

Das Gesetz untersagt außerdem die gesundheitsbezogene Werbung bzw. Aussagen, die sich auf die Beseitigung, Linderung oder Verhütung von Krankheiten beziehen. Verallgemeinernde Behauptungen über gesundheitsfördernde Eigenschaften sind sogar selbst dann noch irreführend und damit verboten, wenn die Eignung in vielen Fällen erwiesen oder gar wissenschaftlich festgestellt ist. Frei übersetzt heißt das: Der Hersteller darf bestimmte Aussagen selbst dann nicht treffen, wenn diese wahr und belegbar sind. Eine Aussage wie „Schützt vor Osteoporose" ist verboten.

Erlaubt sind jedoch generelle gesundheitsbezogene Hinweise, zum Beispiel: „Calcium ist gut für Ihre Gesundheit", solange sie sich nicht auf eine Krankheit oder die mögliche Verminderung eines Krankheitsrisikos beziehen. Auch ganz allgemeine Hinweise à la „gesundheitsfördernd, aufbauend, kräftigend, wirkt anregend auf den Stoffwechsel, schont den Magen" sind zulässig.[1]

Wie in der deutschen Gesetzgebung nicht anders zu erwarten, regeln noch mehr Paragraphen das Verhältnis von Werbung und Lebensmitteln: Die Nährwertkennzeichnungsverordnung (NKV) verbietet, unmittelbar auf schlankmachende, schlankheitsfördernde oder gewichtsverringernde Eigenschaften eines

---

[1] Werbe- und Absatzstrategien bei „dubiosen" Diäten und Nahrungsergänzungsmitteln. Ein Report der Verbraucherverbände und des Instituts für angewandte Verbraucherforschung, Hamburg und Köln 1997

Lebensmittels hinzuweisen. Ausdrücklich hiervon ausgenommen sind nur diätetische Lebensmittel, die § 14 der Diätverordnung unterliegen und „zur Verwendung als Mahlzeit oder anstelle einer Mahlzeit oder als Tagesration für Übergewichtige bestimmt sind". Das Gesetz gegen den unlauteren Wettbewerb (UWG) untersagt in seinem § 3 irreführende Angaben über die Beschaffenheit und damit auch über die Wirkung von Produkten.

Nun halten nicht nur Vertreter der Industrie, sondern auch unabhängige Experten eine Liberalisierung der gesetzlichen Bestimmungen für sinnvoll. Wären konkrete Aussagen zur Krankheitsprävention erlaubt, nähme das den Produkten zugleich den Anschein, sie seien omnipotent[2] (zur Lockerung der Gesetze siehe auch den Kasten „Die Sache mit den Health Claims").

Bis man sich genau darauf verständigt hat, was zulässig ist und was nicht, bietet die Werbung Verbraucherschützern und Gesetzeshütern eine ideale Angriffsfläche: Falsche, unbewiesene, gesetzeswidrige Werbeaussagen sind nämlich in aller Regel dafür verantwortlich, dass Nahrungsergänzungsmittel per einstweiliger Verfügung so schnell vom Markt verschwinden, wie sie dort erschienen sind. Der Grat zwischen erlaubt und verboten ist dabei hauchdünn – und außerdem sind die Richter an den unterschiedlichen Gerichten längst nicht immer einer Meinung.

So wurde zum Beispiel die Werbeaussage „Für einen reinen schönen Teint und gute Sehkraft durch Pro-Vitamin A" von einem Gericht verboten – ein anderes gestattete die Aussage „gut für die Sehkraft". Hersteller, die das Wörtchen „Cholesterin" bemühen, laufen Gefahr, sich auf rechtliches Glatteis zu begeben. Die Formulierung „Wenn für Sie eine cholesterinbewusste Ernährung wichtig ist..." ist jedoch unverfänglicher – bislang. Schon morgen könnte ein Richter anders entscheiden.[3]

Die Sprache der Werbung ist subtil, und die Werber sind findig, wenn es darum geht, Formulierungen zu wählen, die gerade noch erlaubt sind. Aber nicht in allen Fällen bemühen sie sich überhaupt darum, die Grenzen der Legalität einzuhalten – manchmal ziehen sie eine Gesetzesübertretung ganz bewusst in ihr Kalkül: Brancheninsider wissen zu berichten, dass es in dem einen oder anderen Unternehmen nicht unüblich sei, Werbeaussagen so reißerisch und überzogen zu formulieren, dass sie ganz eindeutig gegen das Heilmittelwerbegesetz (HWG) verstoßen. Der Hintergedanke dabei: Der Verstoß muss ja erst ein-

---

2   Sind Nahrungsergänzungsmittel sinnvoll?, Deutsche Apotheker Zeitung 40/1998, S. 32
3   Beispiele zitiert nach Joachim Bergmann: Nahrungsergänzungsmittel aus lebensmittelrechtlicher Sicht, Vortrag auf der OTC-Expo, Hamburg 7. Mai 1999

# Die Sache mit den Health Claims

**D**ie Werbung für Nahrungsergänzungsmittel schießt häufig weit übers Ziel hinaus. Auch der für Lebensmittel wie Functional Food ausgelobte Zusatznutzen ist oft nicht wissenschaftlich erwiesen – darauf machen Verbraucherverbände immer wieder aufmerksam. Um einer Täuschung des Verbrauchers vorzubeugen, fordern sie deshalb EU-weite Regelungen für Werbeaussagen.

Um unwahren Aussagen vorzubeugen und den Verbraucher zu schützen, sprechen sich Experten des Bundesinstitutes für gesundheitlichen Verbraucherschutz und Veterinärmedizin sowie von der Bundesforschungsanstalt für Ernährung für eine Lockerung des Werbeverbotes aus. Aussagen mit überprüfter wissenschaftlicher Begründung sollten erlaubt sein. Der Verbraucher würde so auf bestimmte ernährungsphysiologische Zusammenhänge hingewiesen und könnte sich im Produkt-Dschungel besser zurechtfinden. Die Hersteller seriöser Produkte hätten außerdem bessere Möglichkeiten, ihre Waren zu vermarkten, und positive Forschungsansätze könnten gefördert werden.[1]

Der Zusammenschluss der Lebensmittel- und Getränke-Hersteller in der Europäischen Union, CIAA, weist in einem Positionspapier darauf hin, wie wichtig es für die Industrie sei, dass die so genannten Health Claims – also gesundheitsbezogene Werbeaussagen – vom Gesetzgeber legalisiert werden. Präzise fordert die Vereinigung: Die Behauptung, dass ein Lebensmittel eine Krankheit behandeln oder heilen kann, sollte nicht erlaubt sein. Alle anderen Claims jedoch müssen erlaubt werden – vorausgesetzt, sie basieren auf wissenschaftlichen Erkenntnissen. Ein Beispiel für einen solchen zulässigen Claim, der sich auf die Reduktion eines Krankheitsrisikos bezieht: „Adäquate Calciumaufnahme hilft, das Risiko von Osteoporose im späteren Leben zu verringern."[2]

Die CIAA spricht sich weiterhin dagegen aus, dass nur bestimmte, von einem unabhängigen Gremium autorisierte Claims erlaubt sein sollen – auch das würde den Forschungswillen der Industrie einengen. Dahinter steht natürlich in erster Linie das ureigenste Interesse der Hersteller: Forschung, egal ob in Functional Food oder Nahrungsergänzungsmittel investiert, kostet viel Geld. Wenn die Firmen ihre Entdeckungen dann nicht entsprechend anpreisen dürfen, machen sie weniger Umsatz – und werden mit künftigen Investitionen zögerlich sein. Hinzu kommt noch etwas anderes: Würde bekannt, dass die Aussagen vieler Produkte wissenschaftlich nicht haltbar

---

[1] Stephanie Czajka: Functional food – besser als die Natur?, Münchner Medizinische Wochenschrift 46/1998, S. 12

[2] Welche gesundheitsfördernden Eigenschaften haben Functional Foods?, Aktuelle Ernährungs-Medizin 22/1997, S. 232

sind, brächte das die seriösen Hersteller und ihre Produkte in Misskredit.

Allein der Umstand, dass das Lebensmittelrecht liberalisiert werden könnte, ruft die Pharmaindustrie auf den Plan. Der Bundesfachverband der Arzneimittel-Hersteller (BAH), der vor allem Pharmafirmen vertritt, die Mittel zur Selbstmedikation produzieren, hat einen klaren Standpunkt: „Grundsätzlich lehnt der BAH jegliches Vordringen der Lebensmittelindustrie in den Gesundheitsbereich, jegliche Aufweichung der bestehenden Rechtslage durch die Liberalisierung des Verbots der krankheitsbezogenen Werbung oder die Schaffung einer neuen Produktkategorie ab."[3]

Der BAH nimmt an, dass sich die Grenzen zwischen Lebensmittel und Arzneimittel verwischen könnten – eine Entwicklung, die weder unter dem Gesichtspunkt des Verbraucherschutzes noch unter gesundheitspolitischen Aspekten wünschenswert sei. Ganz sicher und wohl auch zu Recht fürchten die Pharmafirmen die Konkurrenz aus dem Lebensmittelsektor, sehen Marktanteile schwinden, wenn die Bevölkerung sich zusätzliche Vitamine künftig mehr und mehr aus Lebensmitteln statt aus Arzneimitteln holt. Ein Argument der Pharma-Lobby ist allerdings nicht von der Hand zu weisen:

Wenn Lebensmittel mit Aussagen zur Krankheitsprävention werben dürfen, dann ist nicht einsehbar, warum sie diese Aussagen nicht auf dem gleichen Niveau belegen müssen wie identische Aussagen für ein Arzneimittel im Zulassungsverfahren...

Und: Bei Functional Food werden offensichtlich Werbeaussagen toleriert, die man zum Beispiel für Nahrungsergänzungsmittel so nicht gelten lassen würde – eben weil Functional Food ganz eindeutig Lebensmittel sind und keine Verwechslungsgefahr mit Arzneimitteln besteht. So werden Präzedenzfälle geschaffen, die es Nachfolgern leichter machen, den Gesundheitsbezug ihrer Produkte zu betonen, fürchtet das Bundesinstitut für gesundheitlichen Verbraucherschutz und Veterinärmedizin.

Nur ein Beispiel: Wer einen probiotischen Joghurt vertreibt und dessen günstige Wirkung auf die Abwehrkräfte herausstellen möchte, kann dies problemlos tun. Wer jedoch ein Nahrungsergänzungsmittel auf den Markt bringt, das in Pulverform die gleichen probiotischen Bakterienkulturen enthält, darf diese Werbeaussage noch lange nicht treffen – er läuft Gefahr, dass sein Produkt als Arzneimittel qualifiziert und damit vom Markt genommen wird.[4]

---

[3] Functional food-Welle und Arzneimittel, Gesundheits Kurier, Informationen aus der Selbstmedikation, BAH, 3/97

[4] Simone Gawrich: Die rechtlichen Aspekte. Functional food, Nahrungsergänzungsmittel versus Arzneimittel, Vortrag auf der OTC-Expo, Hamburg, 7. Mai 1999

mal jemanden stören, bevor der Gesetzgeber eingreift – und in dieser Zeit wird kräftig Kasse gemacht. Rührt eine Firma mit unzulässigen Aussagen die Werbetrommel, missfällt das meist ziemlich rasch einem Wettbewerbsverein, in deren Trägerschaft Verbände und Unternehmen zusammengeschlossen sind. Der Wettbewerbsverein schreibt dem Sünder einen freundlichen Brief mit dem Hinweis darauf, gegen welche Paragraphen des Heilmittelwerbegesetz er verstoßen hat, und der Bitte um Unterzeichnung der beigefügten Unterlassungserklärung. Mit dieser Unterschrift willigt das Unternehmen ein, die Werbung binnen einer „billigen Frist" zurückzuziehen. Wird die Unterlassungserklärung unterschrieben und die für die Abmahnung fällige Gebühr von nicht einmal 200 Mark bezahlt, ist der Fall erledigt. Eine Rechnung, die für das Unternehmen mit Sicherheit aufgegangen sein dürfte.

Natürlich muss sich die Firma nicht so schnell geschlagen geben – und das wird sie wohl auch nicht tun, wenn die Werbung sehr erfolgreich ist und die Umsätze entsprechend gut sind. Bei Nichtunterzeichnen der Unterlassungserklärung geht der Wettbewerbsverein dann in aller Regel vor die Wettbewerbskammer des zuständigen Landgerichts und bittet um den Erlass einer einstweiligen Verfügung: Damit wird dem gesetzeswidrigen Gebaren richterlich ein Ende bereitet. Legt der Hersteller hiergegen keinen Einspruch ein, dann ist es mit der schönen Werbekampagne endgültig vorbei. Eine Variante dieser Verzögerungstaktik verspricht ebenfalls Erfolg: Bei der ersten Abmahnung werden die Werbeaussagen ein wenig modifiziert, und man geht damit erneut auf den Markt. Natürlich reicht das meist noch nicht: Der Wettbewerbsverein schickt die nächste Abmahnung, was wieder zu einer geringfügigen Änderung des Werbetextes führt – und so weiter und so fort. Auf diese Weise soll eine Pharmafirma für ein und dasselbe Produkt über 80-mal abgemahnt worden sein...

Obwohl kaum ein Rechtsgebiet in Europa so detailliert geregelt ist wie die Verbraucherinformation bei Lebensmitteln, lassen die Gesetzestexte den Herstellern ausreichend Schlupflöcher. Der Verbraucher muss selber einen kritischen Blick entwickeln, will er nicht raffinierten Werbestrategien aufsitzen. Und die ähneln sich auffällig, wie eine Untersuchung der Verbraucherverbände und des Instituts für angewandte Verbraucherforschung zeigen konnte. Bei der Analyse der Werbe- und Absatzstrategien „dubioser" Diäten und Nahrungsergänzungsmittel kristallisierten sich einige Werbestrategien heraus, die im nächsten Kapitel näher beleuchtet werden sollen.

## Vollmundige Versprechungen: So mogeln Werbetexte

Keine Aussage ist dumm und dreist genug, dass sie ein Werbetexter nicht verwenden würde – den Eindruck muss gewinnen, wer die Anzeigen für manche Nahrungsergänzungsmittel näher betrachtet. Auch einige freiverkäufliche Arzneimittel bewegen sich mit ihren Werbestrategien hart am Rande der Seriosität. Die haarsträubendsten Anzeigen finden sich in den Blättern der Regenbogenpresse – offenbar glauben die Hersteller, genau in dieser Leserschaft auch ihre potentiellen Kundinnen und Kunden zu finden. Ganz nach dem Motto: Wer die modernen Märchen über Prinzen und Prinzessinnen glaubt, der nimmt auch noch die unwahrscheinlichsten Produktversprechen für bare Münze...

Ein solches ganz besonders „märchenhaftes" Wundermittel wendet sich an die Herren der Schöpfung: „Das erste natürliche Kräuter-Elixier gegen Prostata-Probleme und für eine neue, starke Potenz" wird in einem Interview mit Naturarzt (was ist das?) Dr. med. Klaus (wer ist das?) angepriesen (siehe Abb.). „Aber ist Prostata denn überhaupt so schlimm?" fragt der Interviewer, und Dr. Klaus antwortet überzeugend: „Unbedingt." Selbst der medizinische Laie stutzt, denn „Prostata" an sich klingt nicht unbedingt wie ein krankhafter Befund...

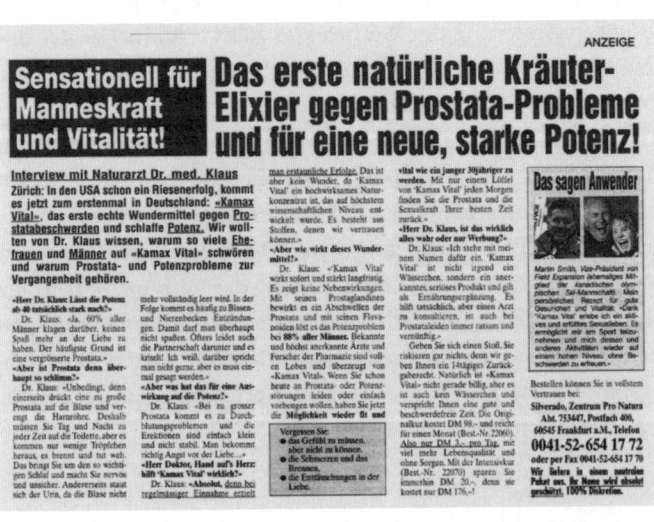

Hier wurde wohl nur ein Wort vergessen, denn es geht um die „vergrößerte Prostata", die, so lernt der wissbegierige Leser, zu Krisen in der Partnerschaft führen kann. „Herr Doktor, Hand aufs Herz: hilft ‚Kamax Vital' wirklich?" will der Fragende wissen. Dr. Klaus' Antwort duldet keinen Widerspruch: „Absolut, denn bei regelmäßiger Einnahme erzielt man erstaunliche Erfolge." Schließlich wurde das Präparat „auf höchstem wissenschaftlichem Niveau entwickelt" und besteht aus Stoffen, „denen wir vertrauen können".

Obwohl also alles in bester Ordnung sein müsste, holt sich Dr. Klaus noch Schützenhilfe: „Bekannte und höchst anerkannte Ärzte und Forscher der Pharmazie sind vollen Lobes und überzeugt von ‚Kamax Vital'." Der Interviewer ist ganz offenkundig auf der Seite des zweifelnden Lesers, denn er stellt die „kritische" Frage: „Ist das wirklich alles wahr oder nur Werbung?" Dr. Klaus bringt das Argument, dem sich nichts mehr entgegensetzen lässt: „Ich stehe mit meinem Namen dafür ein."

Sollten all diese fundierten Informationen noch nicht ausreichen, um dem potentiellen Kunden die 98 Mark für die Originalkur respektive 176 Mark für die Intensivkur zu entlocken, wird ein „Anwender" bemüht: Ein Martin Smith („ehemaliges Mitglied der kanadischen olympischen Ski-Mannschaft") bestätigt, dieses Produkt sei sein persönliches Rezept für gute Gesundheit und Vitalität. Zitiert wird er mit den Worten: „Dank ‚Kamax Vital' erlebe ich ein aktives und erfülltes Sexualleben."

Noch irgendwelche Fragen? Sie wollen wissen, was in diesem Wundermittel eigentlich drinsteckt? „Prostaglandine" und „Flavonoide" heißt es versteckt mitten im Text. Flavonoide zählen zu den sekundären Pflanzenstoffen, Prostaglandine sind hormonähnliche Substanzen, die in der Samenflüssigkeit entdeckt und nach der Prostata benannt wurden, weil man fälschlicherweise annahm, sie würden dort gebildet. Sie wirken blutdrucksenkend, erregen die glatte Muskulatur und hemmen die Aufspaltung von Fetten. In wirksamen Konzentrationen zeigen Prostaglandine zum Teil ausgeprägte Nebenwirkungen.

Die Anzeige für das wundersame Potenzmittel bedient sich gleich mehrerer Strategien, die die Verbraucherschützer in ihrer Analyse der Werbe- und Absatzstrategien beschrieben haben:

- Gesundheit wird als käuflich hingestellt.
- Erfolg wird garantiert.
- Manipulierte Erfahrungsberichte verführen zum Nachahmen.

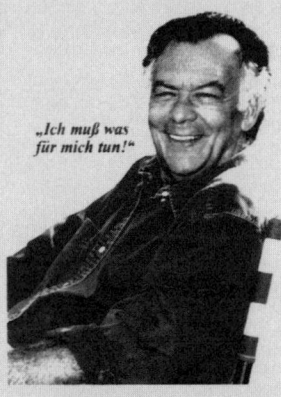
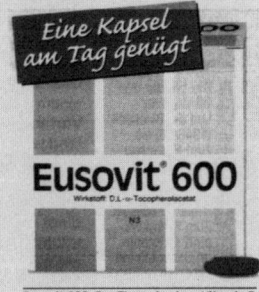
- Es wird mit Worten wie „Natur" und „natürlich" geworben.
- Risiken und Nebenwirkungen werden verschwiegen.

Der gemeinste Werbetrick ist aber wohl der, das Vertrauen der Leser in den Berufsstand der Ärzte schamlos auszunutzen: Ein „Dr. med." steht mit seinem Namen für das Produkt. Aber „Dr. Klaus" ist mit allergrößter Wahrscheinlichkeit genauso frei erfunden wie der Anwender „Martin Smith".

Wenn den Werbern keine erfundenen Ärzte als Zugpferde dienen – echte Prominente, vorzugsweise Schauspieler, tun's genauso gut. Optimal ist, wenn sich diese Mimen als Ärzte in einer der zahllosen Vorabend-Arztserien einen Namen gemacht haben. Und wer könnte in diesem Zusammenhang geeigneter sein als Professor Brinkmann aus der Scharzwaldklinik alias Klausjürgen Wussow, der von begeisterten Fans auch schon mal im richtigen Leben um seinen medizinischen Rat gebeten wird?

Wussow, inzwischen als Dr. Hoffmann in der „Klinik unter Palmen" tätig, ist trotz seines hohen Alters „topfit" (siehe Abb.) „Ganz schön anstrengend, so ein Dreh-Tag bei ‚Klinik unter Palmen'. 12 Stunden vor der Kamera bei sengender Hitze", seufzt der Mime. „Ich muss was für mich tun!" strahlt er in die

Kamera. Und was? Ganz einfach: Eusovit 600 mit hochdosiertem Vitamin E. Denn: „Wem seine Gesundheit am Herzen liegt, der braucht Vitamin E." Vitamin E ist eine durchaus sinnvolle Substanz, von der man allerdings keine Wunder erwarten darf – sie macht keine müden Männer wieder munter und zeigt auch keine Sofortwirkung.

Die Werbestrategie für dieses freiverkäufliche Arzneimittel zielt klar darauf ab, mit dem berühmten Fernseharzt Sympathien zu gewinnen: „Wenn *der* das empfiehlt..." Vorbilder schaffen Vertrauen und garantieren den Erfolg. Ein Marketingkonzept, das ein seriöses Produkt eigentlich nicht nötig haben sollte – das aber sehr beliebt ist, weil Prominente nun mal „ziehen". Wussow-Kollege Günter Pfitzmann – auch er ein Fernseharzt, bekannt aus der „Praxis Bülowbogen" – hält sein Konterfei für die „K.H.3" Kapseln hin, die das Leistungsvermögen positiv beeinflussen wollen. Pfitzmann bricht die Lanze für einen aktiven und positiven Lebensstil,

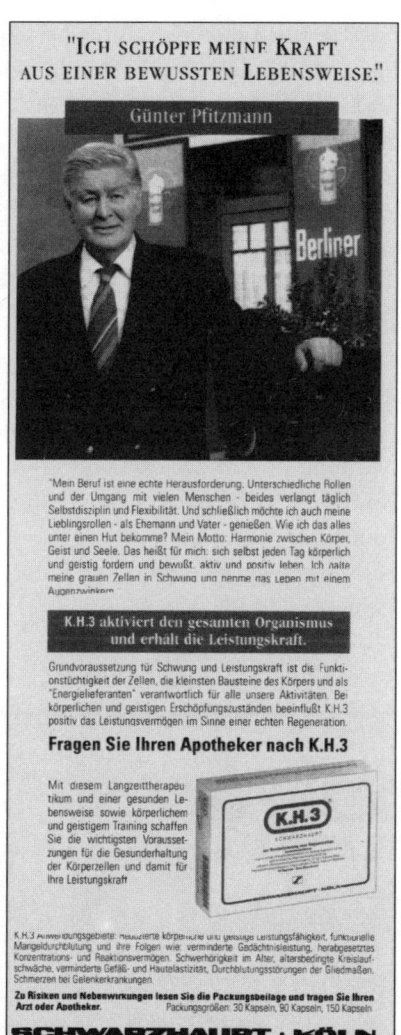

der dann durch die Anzeige (siehe Abb.) wie selbstverständlich mit dem Produkt verknüpft wird: „K.H.3 aktiviert den gesamten Organismus und erhält die Leistungskraft" heißt es da. Dieses freiverkäufliche Arzneimittel ist seit über 25 Jahren auf dem Markt, ohne je belegt zu haben, dass der Inhaltsstoff Procain – sonst zum Beispiel als Anästhetikum verwendet – eine Wirkung auf das Älterwerden zeigt. Denn selbst, wenn die Hersteller ihre Wirkungsversprechen nicht belegen können: Bei altbekannten Mitteln genügt schon der Hinweis auf die traditionelle Anwendung als Basis für die Werbebehauptungen.

Wesentlich plumper als die beiden Schauspieler wirbt ein anderer Promi: Für „Mr. Wang's Q10 – Die Energie-Kapsel" meldet sich Heino zu Wort (siehe Abb.). Unter der Überschrift „Jung und Fit durch Super-Kapsel" wird der Volksmusik-Star zitiert: „Ich nehme sie jetzt seit fast 2 Jahren, und glauben Sie mir, liebe Freunde, es war für meine Energie und Vitalität genau die richtige Kapsel zur richtigen Zeit." Der Werbetext suggeriert, dass jeder Mensch mittleren Alters unter einem latenten Q10-Mangel leidet und dass dieses Coenzym deshalb zugeführt werden muss. Wissenschaftliche Untersuchungen stützen weder die eine noch die andere Behauptung.

Die Werbung für die Super-Kapsel bedient sich noch eines weiteren Werbe-Tricks: Mit dem Namen „Mr. Wang's" wird fernöstliches Heilwissen heraufbeschworen – ein wohlklingender Name und eine entsprechende Aufmachung steigern den Verkaufserfolg, stellt die Verbraucherzentrale in ihrer Analyse fest. Weitere Beispiele für die Werbestrategie, schon den Namen zum Versprechen zu machen, lassen sich vor allem im Diätbereich finden: Slim-Fast, Figurafit, Anti Fett 2000, Slim-Light und Rapid-Diät lassen allesamt auf schnelle Abnehmerfolge hoffen – wenn auch vergeblich...

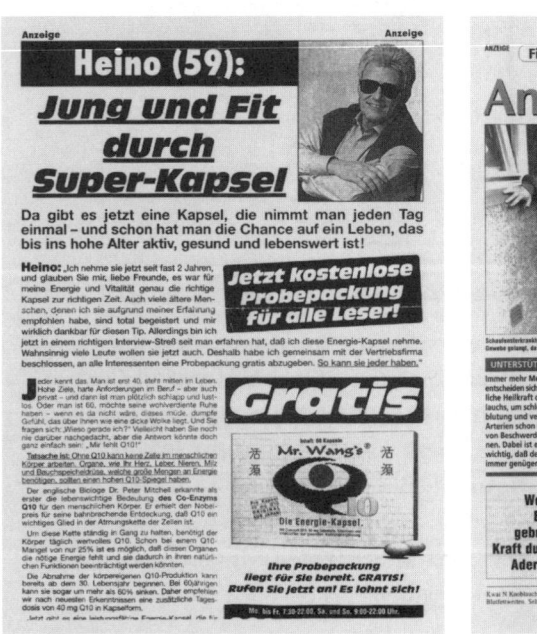

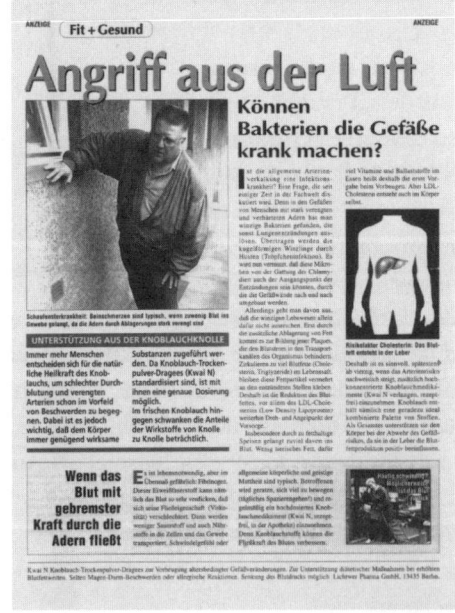

Eine weitere beliebte und gern angewendete Werbestrategie ist die, an die Angst des Verbrauchers zu appellieren. So zum Beispiel in einer Anzeige für Knoblauch-Trockenpulver-Dragees (siehe Abb.): „Angriff aus der Luft" lautet die Schlagzeile und weckt automatisch Assoziationen an Krieg und Verderben. Auf dem Foto greift sich ein Mann mit schmerzverzerrtem Gesicht an sein Bein. In einem Kasten mit dem Titel „Wenn das Blut mit gebremster Kraft durch die Adern fließt" ist einer älteren Frau schwindlig. Begründung: „Möglicherweise ist das Blut zu dick."

Vor allem Senioren, so die Beobachtung der Verbraucherschützer, machen einschlägige Produktanzeigen Angst vor Altersbeschwerden wie Arterienverkalkung, Schlaganfall und altersbedingten Störungen im Gehirn. Rettung ist natürlich möglich – bei Einnahme der beworbenen Präparate.

Bei der Werbung für Schlankheitsprodukte besonders beliebt sind Vorher/Nachher-Fotos – in aller Regel handelt es sich hierbei allerdings um Fotomontagen.[1] Die Anzeige mit der Überschrift „Schlank im Schlaf" bedient sich nicht nur dieser, sondern noch weiterer unseriöser Strategien: Neben dem „vor einigen Jahren verstorbenen Hans Neuner", laut Anzeige „berühmtester österreichischer Naturheiler und Vater der Fettgewebe-Entschlackungskur", äußern sich noch weitere angebliche Autoritäten, nämlich ein Doktor und sogar zwei Professoren. Die Verbraucherzentrale kommentiert solches Vorgehen wie folgt: „Die Werbung mit Ärzten und ihren Symbolen ist verboten. Häufig handelt es sich um erfundene Personen oder Institutionen."[2]

Ebenso zweifelhaft sind in Anzeigen eingebaute Erfahrungsberichte und Dankesschreiben à la: „Schon 14 kg abgenommen, fühle mich total wohl. M. Hall" oder „Ich bin von der Neuner-Kur ganz begeistert, weil ich super abgenommen habe und sich keine Nebenwirkungen gezeigt haben. Nichts hat mir so gut geholfen wie die Neuner-Kur. Theresia S. Rothenturm". Solche Erfahrungsberichte sind verboten, wenn damit der Eindruck erweckt wird, dass der Leser ebenfalls erfolgreich sein wird. Urteil der Verbraucherschützer: „Meistens sind diese Geschichten erfunden."[3]

Welche Substanzen die wundersame Neuner-Kur genau enthält, verschweigt die Anzeige übrigens. Sie spricht nur geheimnisvoll von „natürlichen Wirkstoffen", die „Schlackenstoffe aus dem Inneren des Fettgewebes

---

[1, 2, 3] Betrug bei Diätprodukten; Checkliste: Überprüfen Sie die Werbung, Hrsg. Verbraucher-Zentralen Hamburg e.V. und Hessen e. V., Hamburg 9/1997

lösen und Riesenfettzellen auf ein gesundes Maß reduzieren." (Zu derartigen Versprechen siehe auch S. 32 „Schlank im Schlaf".)

Wer mehr erfahren möchte, muss in Österreich beim Postversand Tirol anrufen. Dort weiß ein junger Mann Bescheid: Die Standard-Kur besteht aus einem Gemüse-Kräuter-Extrakt, verschiedenen Spezialtees und Kapseln mit Alginin und Carnitin. Wer die Spezial-Intensiv-Kur mit verbesserter Rezeptur ordert, bekommt zusätzlich noch Chrompicolinat-Kapseln, die „für eine verstärkte Fettverbrennung und eine Stärkung der Muskulatur" sorgen sollen. Kostenpunkt: 298 Mark für die Standard – und 398 Mark für die Spezialkur. Je 30 Tage kommt man damit aus – dafür lassen sich aber auch zwischen sechs und 22 Kilogramm abnehmen, wie der junge Mann im Brustton der Überzeugung versichert. Dass dies rein physiologisch unmöglich ist, irritiert ihn nicht weiter: Begeisterte Anwender hätten diese Angaben gemacht... Ob die Wirkung durch Studien abgesichert sei? Ob man diesen angeblichen Gewichtsverlust wissenschaftlich nachgewiesen habe? Eine Untersuchung hat es gegeben, versichert der Mann, aber er darf nichts herausgeben. „Die Kur wurde getestet und für gut befunden", sagt er.

Wer jetzt bestellt, könnte sein Geld ebenso gut wegwerfen...

# „Wissenschaftliche Studien haben ergeben ..."

In ihrer Werbung verweisen die Anbieter von Nahrungsergänzungsmitteln gerne auf „wissenschaftliche Studien" – obwohl diese für Nahrungsergänzungsmittel eigentlich völlig überflüssig sind. Denn was sollen die Studien belegen? Dass das Mittel zum Verzehr geeignet ist? Alles andere wäre kaum erlaubt – denn echte wissenschaftliche Studien werden für Arzneimittel durchgeführt, um deren Zulassung als Medikament beim Bundesinstitut für Arzneimittel und Medizinprodukte (BfArM) zu erreichen. Studien zur Vorlage beim BfArM müssen sicherlich seriös und plausibel sein – „Studien" zu Nahrungsergänzungsmitteln brauchen diese Anforderungen nicht zu erfüllen: Auf Hochglanzpapier bei Ärzten und Apothekern vorgelegt, dienen sie ausschließlich als Marketinginstrument. Auf diese Weise ein seriöses Image aufzubauen, fällt den Herstellern nicht schwer, denn der Begriff „Studie" ist nicht geschützt.

„Verschiedenste wissenschaftliche Studien belegen die entzündungshemmende und die gastroprotektive Wirkung der neuseeländischen Grünlippmuschel": So beginnt eine Informationsschrift zu einem Muschelkonzentrat, mit dem bei Rheuma und Arthrose angeblich „beachtliche Erfolge erzielt" werden, „und das ohne (...) Nebenwirkungen". Handelt es sich hier um ein neues Arzneimittel? Offenbar nicht – denn ein Medikament muss in einer umfangreichen klinischen Prüfung in der Regel bei bis zu mehreren tausend Patienten seine Wirksamkeit und Verträglichkeit unter Beweis stellen. Entsprechende klinische Studien liegen für Muschelkonzentrate jedoch nicht vor – sie werden ja auch nicht als Medikament gehandelt, sondern als „wertvolles Nahrungsergänzungsmittel in Tablettenform". Ein Nahrungsergänzungsmittel aber kann jedermann jederzeit ohne Wirkungsnachweis auf den Markt bringen.

Trotzdem zitieren die Anbieter des Grünlippmuschel-Extraktes in ihrer Informationsschrift die Ergebnisse „wissenschaftlicher Studien". Leider informiert die Firma aber nur äußerst knapp über die Studien-Ergebnisse. Aus der „Zusammenfassung ausgewählter wissenschaftlicher Veröffentlichungen" zur Grünlippmuschel, die der Hersteller auf Nachfrage dann schließlich doch zur Verfügung stellte, lässt sich immerhin folgendes entnehmen: Bei den meisten Arbeiten handelt es sich um Tierversuche, vorwiegend an Ratten. Ein großer Teil der Versuche wurde von ein und derselben Wissenschaftlergruppe durchgeführt. Nur in einem Falle dienten Menschen als

Probanden – in einer so genannten „Doppel-Blindstudie" mit 28 Arthritis-Patienten. Ergebnis: Bei klassischer rheumatoider Arthritis stellten 67,9 Prozent der Testpersonen „deutliche Besserungen ihrer Krankheit und ihres allgemeinen Gesundheitszustandes fest".

Diese Darstellung lässt wichtige Fragen offen. So bedeutet „doppelblind", dass nur ein Teil der Probanden das Original-Präparat erhält, eine zweite Gruppe jedoch ein Placebo, also ein identisch aussehendes Scheinpräparat ohne Wirkstoff – und dass weder Arzt noch Patient wissen, wer was bekommt. Die Placebogruppe dient der Kontrolle. Sie stellt sicher, dass

---

## Arzneimittel: Auf Herz und Nieren geprüft

Die klinische Prüfung eines Arzneimittels wird im allgemeinen in vier Phasen unterteilt. Phase I umfasst die Erst- und Früherprobung, in der vor allem die Verträglichkeit der Substanz an etwa zehn bis 50 gesunden Probanden untersucht wird. In der darauffolgenden Phase II steht die Überprüfung der Wirksamkeit im Vordergrund, wobei die Substanz an 100 bis 500 Patienten getestet wird. Hier untersuchen die Ärzte, ob der Wirkstoff tatsächlich einen positiven Effekt auf bestimmte Krankheitssymptome hat, welche Nebenwirkungen auftreten und welche Dosis optimal ist. Dazu teilen sie ihre Probanden in eine Verum- und eine Placebo-Gruppe auf – und zwar nach dem Zufallsprinzip (randomisiert), damit bekannte und unbekannte Merkmale der Patienten zufällig und gleichmäßig verteilt sind. Die Placebo-Gruppe erhält ein Scheinmedikament, das in Farbe und Geschmack mit der wirkstoffhaltigen Medizin (Verum) übereinstimmen muss. Wenn Arzt und Patient nicht wissen, wer Placebo und wer Verum erhält, spricht man von einer echten randomisierten, doppelblinden, placebokontrollierten Studie.

In Phase-III-Studien (therapeutischer Großversuch) erfolgt schließlich die Prüfung der Substanz an bis zu mehreren tausend Patienten mit dem Ziel, das Wirkungsprofil anhand der großen Probandenzahl statistisch abzusichern. Nach Abschluss dieser dritten Phase kann die Zulassung beim Bundesinstitut für Arzneimittel und Medizinprodukte (BfArM) beantragt werden. Aber auch noch nach der Zulassung wird die Sicherheit und Wirksamkeit über einen Zeitraum von mindestens fünf Jahren streng überwacht (Phase IV der klinischen Prüfung).

Die Durchführung klinischer Studien unterliegt umfangreichen gesetzlichen Auflagen – und ist außerdem genehmigungspflichtig: Seit vier Jahren darf mit einer klinischen Prüfung nur dann begonnen werden, wenn eine unabhängige Ethik-Kommission (mindestens fünf Personen, vier Mediziner und ein Jurist) ihre Zustimmung gegeben hat.

eine mögliche Wirkung nicht allein durch den Glauben des Patienten an das neue Mittel zustande kommt. Wie viele Arthritis-Patienten aus der Kontrollgruppe eine Besserung ihrer Krankheit feststellten, erwähnen die Autoren jedoch nicht.

Aus der zusammenfassenden Darstellung geht außerdem nicht hervor, wie groß die einzelnen Gruppen waren – falls etwa die Hälfte das Wirkstoff-Präparat erhielt, dann bezieht sich das Ergebnis auf gerade mal 14 Patienten mit rheumatoider Arthritis – eine derart geringe Zahl erlaubt allerhöchstens Hinweise auf eine Wirksamkeit, kann aber in keiner Weise repräsentativ sein.

Weiterhin erfahren interessierte Leser weder etwas über die Dauer der Studie noch über die Dosis des Präparates. Die Auswertung erfolgte offenbar überwiegend nach subjektiven Kriterien („Patienten stellten deutliche Besserungen fest"). Es bleibt unklar, ob und welche objektiven Kriterien zugrunde gelegt wurden.

Diese Studie wirft außerdem eine höchst interessante Frage auf: Wird hier gar ein Medikament angepriesen? Offenbar dient der Muschelextrakt zur Behandlung ganz bestimmter Indikationen („Patienten mit klassischer rheumatoider Arthritis"). Demnach wäre er ein Arzneimittel und kein Nahrungsergänzungsmittel – und die Autoren ordnen ihn tatsächlich selbst so ein, indem sie ihn in eine Reihe mit Medikamenten stellen (Zitat: „Magenschleimhautreizungen durch andere Medikamente wurden durch das Muschelextrakt gemildert."). Muschelextrakte sind als Medikament aber nicht zugelassen!

Natürlich deklarieren Hersteller bestimmte Präparate lieber als Nahrungsergänzungsmittel – damit sparen sie sich umfangreiche klinische Interventionsstudien, die Jahre dauern und bis zu mehreren Millionen Mark kosten können. Denn die Anforderungen an Arzneimittel sind zu Recht äußerst hoch. Zunächst muss ein neuer Wirkstoff seine Sicherheit, Qualität und Wirksamkeit in umfangreichen präklinischen Untersuchungen nachweisen – das bedeutet sorgfältige Prüfung in Zell- oder Organkulturen und im Tierversuch. Bevor das potentielle Medikament eine Zulassung als Arzneimittel erhält, muss es seine Wirkung in der klinischen Prüfung, also durch Untersuchungen am Menschen, unter Beweis stellen (siehe Kasten „Arzneimittel: Auf Herz und Nieren geprüft").

Mit dieser sorgfältigen und statistisch abgesicherten Vorgehensweise lassen sich die „Studien" im Bereich der Nahrungsergänzungsmittel in keiner Weise vergleichen. Oft handelt es sich nur um Versuche und Testreihen –

soweit von einer Studie gesprochen werden kann, sind es meistens stark abgespeckte Versionen: Während für Medikamente allein in einer Phase der klinischen Prüfung verschiedene Studien über einen Zeitraum von etwa drei Jahren erstellt werden, begnügen sich die Nahrungsergänzer schon mal mit einer einzigen Untersuchung, in der die vermeintlich wirksame Substanz in willkürlich festgelegter Dosis am Menschen ausprobiert wird.

Wer nur eine Studie macht, gerät natürlich leicht in die Versuchung, deren Ergebnisse etwas zu positiv zu interpretieren. Ein Beispiel für so eine schöngefärbte Studie stammt aus dem Functional-Food-Bereich: Mit dieser Untersuchung will die Gesellschaft für funktionsgerechte Ernährung den Gesundheitseffekt des „B1 Wellness-Brotes" belegen. B1 Wellness-Brot ist ein funktionelles Lebensmittel: ein normales Graubrot, jedoch künstlich mit Haferkleie und Inulin angereichert. Haferkleie soll den Cholesterinspiegel senken, und die Fruchtzuckerverbindung Inulin soll prebiotisch wirken, indem sie Bifidusbakterien im Stuhl stimuliert und so die Darmflora verbessert.

Die Autoren überschreiben ihre Veröffentlichung so: „Cholesterinsenkende und prebiotische Wirkung durch B1 Wellness-Brot nachgewiesen". Liest man die Studie genau, stellt sich jedoch heraus, dass das gar nicht stimmt: der gewünschte Nachweis ist den Autoren gerade *nicht* gelungen. Bei ihren Patienten, die im Rahmen einer stationären Rehabilitation in die dreiwöchige Studie einbezogen wurden, sank zwar tatsächlich der Gesamt-Cholesterinspiegel – aber leider nicht nur bei der Verum-, sondern auch bei der Kontrollgruppe, und zwar auf etwa identische Werte. Aus der Arbeit geht auch hervor, warum das so ist: Während des dreiwöchigen stationären Aufenthaltes beeinflussten zahlreiche weitere Therapiemaßnahmen (Diät, Balneotherapie, Kurmittel, Bewegung) den Fettstoffwechsel aller Patienten – dadurch nahm übrigens auch das Durchschnittsgewicht bei allen Testpersonen signifikant ab. Zwar reduzierte sich der Gesamt-Cholesterinspiegel in der Verumgruppe, also bei den Studienteilnehmern, die das neue Brot zu essen bekamen, etwas stärker (der Ausgangswert lag in dieser Gruppe höher) – den Nachweis, dass dieser Effekt am Wellness-Brot liegt, kann jedoch eine einzige, auf nur drei Wochen begrenzte Untersuchung nicht erbringen.

Das Gesamt-Cholesterin allein reicht außerdem zur Bewertung des Herzrisikos nicht aus – denn es gibt „gutes" und „böses" Cholesterin. Als „böse" gilt das LDL-Cholesterin: Hier besteht ein eindeutiger Zusammenhang zwischen hohen Werten und der Herzinfarkt-Rate. Ausgerechnet in diesem Punkt aber zeigt das Wellness-Brot gegenüber der Kontrollgruppe keinen

Vorteil: Auch in der Placebogruppe reduzierte sich LDL so deutlich, dass der Unterschied zwischen beiden Gruppen „nicht signifikant" war. Ausgeprägt war allerdings der Unterschied, was das „gute", der Arteriosklerose vorbeugende HDL-Cholesterin angeht: Das Wellness-Brot reduzierte leider auch den HDL-Spiegel, während es der Kontrollgruppe gelang, ihr gutes HDL zu erhöhen. Auch die Behauptung der Autoren, die prebiotische Wirkung des Wellness-Brotes nachgewiesen zu haben, erweist sich bei näherer Betrachtung als falsch: In der Diskussion ihrer Ergebnisse müssen die Verfasser einräumen, dass sich die Bakterienzahl im Stuhl trotz funktioneller Inulinzugabe „nicht signifikant" veränderte – und im Vergleich zur Placebogruppe ergab sich ebenfalls kein statistisch eindeutiger Unterschied.

## Wie kommt die Pille in die Zeitung?

„Venedig im Frühsommer... Haben Sie Lust, uns zu begleiten?" fragt die Presseagentur stellvertretend für eine bekannte Pharmafirma in ihrer Einladung an Journalisten. Eine rhetorische Frage: Welcher angestellte Redakteur oder freie Journalist (noch anders gefragt: wer überhaupt?) hätte wohl keine Lust, es sich auf Kosten anderer fast drei Tage lang in der berühmten Lagunenstadt gutgehen zu lassen? Und jeder, der solche Trips schon einmal mitgemacht hat, weiß: Stimmen Agentur und Auftraggeber, ist alles vom Feinsten, der luxuriöse Standard von Hotel und Rahmenprogramm würde das eigene Budget meist deutlich sprengen.

Also noch ein kurzer Blick in den eigenen Terminkalender und dann nichts wie angemeldet... Das genauere Studium des „wissenschaftlichen Programms", also der Pressekonferenz, enttäuscht den Journalisten dann aber doch: Rechnet man die Begrüßung der Teilnehmer und die abschließende Diskussion mit ein, dauert das, wofür sich alle doch in erster Linie nach Italien aufmachen wollen, bei großzügiger Kalkulation eine knappe Stunde. Ein Assistenzarzt gibt laut Ankündigung 15 Minuten lang „Neue Einblicke in das Haarwachstum", und ein Laborarzt äußert sich zu „Aussagewert und Fehlermöglichkeiten bei der Haaranalyse". Nach der Diskussion steht dann noch eine persönliche Haaranalyse auf dem Programm.

Und dafür dieser Aufwand, fragt sich der Laie, und auch der Insider wundert sich. Er weiß, dass es für ihn sehr sinnvoll sein kann, sich während einer Pressereise einige Tage mit namhaften Experten sowie mit Kollegen auszutauschen und neue Kontakte zu knüpfen – Studienergebnisse oder Produkte landen nicht einfach per Pressemitteilung auf seinem Schreibtisch, er kann sie an Ort und Stelle hinterfragen und diskutieren. Solche Begegnungen sind fruchtbar, bereichern die Arbeit und dienen damit letztlich auch dem Leser. In aller Regel organisiert die Pharmaindustrie diese Termine über Public-Relations-Agenturen und finanziert sie natürlich auch – und selbstverständlich tut sie das nicht ohne Hintergedanken.

Ist nicht nur das Rahmenprogramm hochkarätig, sondern sind es auch die wissenschaftlichen Inhalte, kann jeder seinen Nutzen aus solchen Veranstaltungen ziehen. Ganz besonders natürlich in den Fällen, in denen es um aktuelle Studien oder echte Neuentwicklungen auf dem Pharmasektor geht: Dann bekommt der Journalist die Gelegenheit, sich bei firmeneigenen, aber auch bei Experten aus der Forschung umfassend über das neue Produkt zu informieren.

Fehlen allerdings neue Produkte und lassen sich auch renommierte Experten nicht im Programm finden, kann man sich des Eindrucks nicht erwehren: Es geht in erster Linie darum, den Journalisten ein nett verpacktes Bonbon zu überreichen. Der Aufwand dafür wird sich rechnen, darauf kann sich der Hersteller hundertprozentig verlassen: Wer drei Tage nach Strich und Faden verwöhnt worden ist, der wird (in den allermeisten Fällen) zu einer Gegenleistung bereit sein, egal wie alt und abgegriffen das ihm vorgesetzte Thema auch sein mag. Ein kleiner Beitrag, vielleicht sogar die Nennung des Produktes, um das es bei der Reise ging – dazu wird sich der Journalist schon durchringen können. Und wenn's auch nur eine 20-Zeilen-Meldung wird, in der der entsprechende Wirkstoff auftaucht: Der Hersteller weiß, dass diese redaktionelle Berichterstattung Gold wert ist. Sie ist wertvoller als jede Anzeige, die er schalten könnte. Denn der Leser, darauf baut die Industrie, vertraut „seiner" Zeitung. Und er erkennt nur in den seltensten Fällen, dass er keinen neutralen, sondern einen PR-Beitrag vorgesetzt bekommt, der alles andere als objektiv ist. Das sehen manchmal nicht einmal Insider auf den ersten flüchtigen Blick.

Natürlich bleibt es auch nach der schönsten Pressereise immer noch den verantwortlichen Redakteuren überlassen, wie der Artikel letztlich ins Blatt gehoben wird: Der Journalist kann seinen Text neutral abfassen und die Informationen der Pressekonferenz (wenn sie denn etwas taugen) lediglich als Basis oder Ergänzung seiner eigenen Recherche betrachten. Er kann aber auch einen völlig unkritischen Artikel schreiben.

Ein besonders schönes Beispiel für einen solchen Artikel und seine fragwürdige Entstehungsgeschichte ist mir noch in guter Erinnerung: In einer regionalen Tageszeitung erschien ein Text über die ausgleichende Wirkung der Passionsblume – ein Präparat, dessen Name und Herstellerfirma genannt wurden, sollte angeblich so beruhigend auf die Nerven wirken wie das Psychopharmakon Valium. Ein ebenso sensationeller wie unhaltbarer Vergleich. Als einige Zeit später ein Vertreter der betreffenden Pharmafirma meine Apotheke besuchte, sprach ich ihn auf den Artikel an. Nach einigem Hin und Hin erzählte er schließlich, dass die Pressekonferenz, die dem Artikel zugrunde lag, im sonnigen Fort Lauderdale in Florida stattgefunden hatte, „um den Journalisten den Passionsblumenanbau vor Ort zu zeigen". Beruhigend nur, dass der Markt in diesem Fall das letzte Wort hatte: Das Passionsblumen-Präparat ist schon lange nicht mehr erhältlich...

Nicht nur Bonbons für Journalisten tragen dazu bei, ein Produkt publik zu machen – es gibt auch noch andere Wege. Diesem Phänomen kommt auf die Spur, wer Zeitungen oder Zeitschriften einmal besonders aufmerksam blättert: Berichterstattung und Anzeigen fügen sich gelegentlich auffallend „harmonisch" zusammen. Wenn auf ein Thema wenige Seiten später die passende Anzeige folgt, lässt sich natürlich nur mutmaßen, ob diese Kombination rein zufällig, aus redaktionellen Gründen oder aber auf Druck des Anzeigenschalters entstanden ist. Die Häufung solcher scheinbaren Zugaben – der Fachausdruck für das „Extra", das ein Geschäftspartner dem anderen gewährt und das der Gesetzgeber in der Zugabenverordnung verbietet – ist in manchen Blättern jedoch so eklatant, dass man schwerlich an einen Zufall glauben mag.

Auf eine intensive Zusammenarbeit von Anzeigenabteilung und Redaktion lassen die Beihefter mancher Frauenzeitschriften schließen. Ein solches Heft mit dem Titel „Zeit für einen Vitamin-Kick" informiert über „Kapseln, Pillen, Dragees: Welche Vitamine, Mineralstoffe und Pflanzenstoffe Sie jetzt brauchen. Das Beste für Immunsystem und Stoffwechsel, Haut und Haar!" Die Rückseite dieses außen um das Magazin gehefteten kleinen Heftchens ziert eine Anzeige der amerikanischen Firma Nutrilite, die Nahrungsergänzungsmittel mit Pflanzenkonzentraten herstellt. Das sollte den Leser stutzig machen und ein wenig genauer hinschauen lassen – diese Anzeige passt einfach zu gut zum Thema, um zufällig dort zu stehen...

Das kleine Heft erklärt ausführlich, welche Vitamine man gerade im Winter für Schönheit und Gesundheit braucht, macht auf die richtigen Dosierungen aufmerksam und zeigt, in welchen Lebensmitteln welche Vitalstoffe enthalten sind. Aber natürlich werden auch Produkte genannt – und ebenso natürlich sind die Produkte des Anzeigenschalters Nutrilite mit von der Partie. Ein Interview mit dem Chef der Firma lässt dann schließlich keinen Zweifel mehr: Hier wäscht eine Hand die andere. Wie objektiv kann ein solcher Beihefter sein? Es bleibt dem Leser selbst überlassen, diese Frage zu beantworten. Wenn, und das kann gar nicht oft genug betont werden, er sie sich überhaupt stellt – die Zusammenhänge erkennt er nur bei größter Aufmerksamkeit!

Die Möglichkeiten, Pillen mit Hilfe verdeckter PR hochzujubeln, sind vielfältig. Ein weiteres Ass im Ärmel der Hersteller sieht so aus: Sie werben Journalisten an und bezahlen sie direkt dafür, Positiv-Beiträge zu lancieren. Wichtig dabei ist natürlich in erster Linie die Nennung des Produktnamens, aber auch die Erwähnung der Pharmazentralnummer (PZN) ist wünschenswert – so wird die Bestellung über die Apotheke für den Kunden einfacher. Wer dann auch noch ein Foto des Produktes unterbringt, hat seine Arbeit wirklich gut gemacht und kann mit einem satten Honorar rechnen. Vor einigen Jahren deckte schon der „Spiegel" auf, dass die Vermarktung entsprechender Produkte durch solch hochbezahlte Schleichwerbung enorm gefördert wurde.[1]

Ganz gleich, was den freien Journalisten oder die Redaktion veranlassen, einen PR-Text zu lancieren – das Ergebnis ist immer ein Beitrag, auf dessen Wahrheitsgehalt sich der Leser nicht verlassen kann. Derart unkritische Berichte gibt es – gerade auf dem Gebiet der dubiosen Nahrungsergänzungsmittel – genug, das belegt ein Blick in diverse Zeitschriften. „Grüner Gerstengras Extrakt – einzigartig für eine gesunde Ernährung" überschreibt ein Magazin im Mai 1997 eine kleine Geschichte. Wie schon die Überschrift ist der ganze Artikel ausschließlich positiv bis überschwenglich, am Ende erfährt der Leser, wo er weitere Informationen beziehen kann – natürlich beim Hersteller. Im gleichen Heft preist ein ganzseitiger Artikel „Die Pille, die Menschen jung erhält". Die amerikanische Schauspielerin Kim Basinger, so erfährt der Leser, „hat Vitamine, Mineralien, Anthozyane, reduziertes Gluthation als wichtig erkannt für jugendliche Schönheit, Wohlbefinden, Leistungsfähigkeit...". Im Text heißt es dann: „Alle Substanzen sind in dieser neuen Pille in ausreichender Form enthalten. Diese optimale Kombination hilft dem Körper, die auf vielen Ursachen beruhenden Alterungsvorgänge zu bremsen und außerdem sich zu regenerieren." Zwar nennt der Artikel an keiner Stelle den Namen der Wunderpille, aber er spricht die Empfehlung aus: „Es ist ratsam, diese Pille, die als Nahrungsergänzungsmittel angeboten wird, unbedingt als Nahrungsergänzungsmittel einzusetzen, und zwar möglichst frühzeitig damit zu beginnen."

Nicht nur unbekanntere Blätter schreiben so – auch bekannte Frauenzeitschriften und in der öffentlichen Meinung hochangesehene Blätter lassen eine neutrale Berichterstattung manchmal vermissen. So auch eine Frauenzeitschrift, die regelmäßig neue Nahrungsergänzungsmittel vorstellt: „Essen Sie Ozean-Power", heißt es da im Januar 1999. Die Rede ist von Algen. Zunächst scheint es nur um einen Ernährungstrend aus Asien zu gehen, aber am Ende heißt es: Wer Meeresalgen aufgrund einer Schilddrüsenüberfunktion meiden müsse, könne auf „Süßwasseralgen (...in Tabletten- und Pulverform in Apotheken) ausweichen – die Power der Seen und Flüsse steht der des Ozeans in puncto Vitamine und Mineralien in nichts nach!" Für ein

---

[1]  Der Smoking passt. Wie Presse-Hilfe aus Gelee ein Vermögen macht, Der Spiegel, 27/1994, S. 33

Aprilheft ging die Redaktion offenbar erneut auf Tauchstation: „Meeres-power für die Liebe" ist der kurze Text überschrieben, und der Vorspann preist: „In Japan und den USA sind sie der totale Renner – jetzt gibt es sie auch bei uns: Austernkapseln, die Top-Fitmacher!" Bei soviel „Liebes- und Beauty-Pillen" braucht man zur Abwechslung auch mal etwas Bodenständi-ges: „Ein Glas Grassaft gefällig?" fragt der gleiche Titel in einer anderen Ausgabe. Der Vorspann liest sich so: „Der neue Bio-Hit aus Weizen – tolle Vitaminbombe mit viel Eisen und Mineralstoffen." Natürlich – das Strick-muster ist überdeutlich – folgt am Ende des Textes der Hinweis, dass man der Gesundheit zuliebe nicht selber auf den Acker muss: „Die Wirkstoffe gibt's auch als Fertigprodukt".

Einige Wochen später nimmt sich die Medizinredaktion des Blattes der Substanz NADH an, die von Herstellerseite als wirksames Nahrungsergän-zungsmittel bei allgemeiner Antriebslosigkeit gepriesen wird. „Genialer Muntermacher" heißt die Überschrift – und diese plakative Einschätzung der Redaktion ist es wohl, die beim Leser hängenbleibt, auch wenn später eingeschränkt wird: „Dauereinnahme? Nicht nötig! Ständig Tabletten schlucken – nein danke! Aber bei Leistungstiefs kann so ein kleiner Schub für die grauen Zellen nicht schaden."

Bemerkenswert ist, dass nicht nur Medien, die sich an eine breite Öffent-lichkeit wenden, unkritisch berichten – auch Fachpublikationen müssen sich diesen Vorwurf gefallen lassen. So stellt zum Beispiel ein renommiertes Fach-blatt für Apotheker regelmäßig neue Nahrungsergänzungsmittel vor. Was zunächst auch völlig in Ordnung ist: Den Apotheker interessiert natürlich mindestens ebenso wie den Laien, was der Markt Neues zu bieten hat. Wie schon im Fall der Laienpresse kommt es aber auch hier auf das Wie an. Da wird ein Produkt als „sinnvolle und ausgewogene Nahrungsergänzung" mit

## Grüner Tee en gros: Wie Bücher Trends bestimmen

Heute Apfelessig-Kapseln und Grape-fruitkern-Pillen – morgen grüner Tee und Weizengrassaft: Nicht nur die zahlrei-chen Frauenzeitschriften, Gesundheitsma-gazine und Regenbogenblätter tragen dazu bei, dass sich Trends im Bereich der Nah-rungsergänzungsmittel blitzartig verbreiten.

Auch die Buchverlage haben großen Anteil daran. Ein Besuch in einer gut sortierten Großstadt-Buchhandlung gibt einen kleinen Eindruck von der erdrückenden Fülle der Titel. Bleiben wir beim Beispiel Apfelessig: „Gesundheitselixier Apfelessig – Schlank, schön und gesund" titelt ein Verlag und legt gleich noch zwei Titel nach: „Apfelessig, Kräuteressig & Co. – für Gesundheit und Wohlbefinden" und „Apfelessig selbermachen". „Apfelessig & Co. – Heilkräfte aus der Natur" heißt ein anderer Titel, „Natürlich gesund und aktiv mit Apfelessig" ein weiterer. Aber damit noch lange nicht genug: „Natürlich heilen mit Apfelessig" steht im Regal neben „Natürlich schlank mit Apfelessig" und so weiter, und so weiter.

Wem so viel Essig sauer aufstößt, der sehnt sich vielleicht nach einem Tässchen herben grünen Tees? Nur eine kleine Auswahl der Titel, zwischen denen sich der Teeliebhaber entscheiden muss: „Grüner Tee – Genuss und Heilmittel", „Heilen mit Chinatees", „Natürlich gesund durch grünen Tee", „Gesund bleiben und genießen – Grüner Tee", „Grüner Tee – Die gesunde Alternative". 27 verschiedene Titel zum Thema grüner Tee hält die Internetbuchhandlung „Amazon" bei einer Stichprobe bereit.

Kein Trend, zu dem sich nicht ein passender Titel finden ließe. Besonders beliebt sind auch die exotisch anmutenden Algen: „Algen – Lebenskraft aus dem Meer, Schlank, schön und gesund mit Algen", „Spirulina-Algen, Power-Food für die tägliche Ernährung", „Algen – natürliche Quelle der Vitalität", „Blaugrüne Algen – Supernahrung für Körper und Geist", „Gesund und schlank durch Algen", „Spirulina-Algen – Lichtvolle Powernahrung für Körper und Geist".

Die Titel klingen so euphorisch wie austauschbar. Und auch wenn sie sich inhaltlich in Details unterscheiden mögen, eine

Botschaft bringen sie doch alle rüber: Mit Apfelessig (respektive Algen, grünem Tee oder was auch immer) kannst du schön und vor allem gesund werden und bleiben. Dabei müssen die Bücher dann noch nicht einmal darauf eingehen, dass es all diese Wundermittel auch als Pulver oder Kapsel gibt – hat der Leser einmal geschluckt, dass er dank Algen fit wird wie Arnold Schwarzenegger in seinen besten Jahren, dann überträgt er diese Erkenntnis schon ganz von allein auf die von der Industrie angebotene Algen-Pille.

Und das beste: Dem Buchautor und seinem Verlag kann kein Gesetz dieser Welt verbieten, Apfelessig & Co. als Naturheilmittel anzupreisen, die bei den verschiedensten Befindlichkeitsstörungen helfen. Dem Hersteller eines Nahrungsergänzungsmittels hingegen ist das streng untersagt! Er darf lediglich sagen, sein Mittel sei gut für die Gesundheit – dass es gegen irgendwelche Krankheiten wirkt, behauptet er besser nicht, wenn er keine einstweilige Verfügung riskieren will.

Doch bei so viel Publicity, die seinen wertvollen Werbeetat um keinen Pfennig schmälert, muss er das ja auch gar nicht unbedingt: Der an Gesundheitsthemen Interessierte dürfte seine Informationen längst nicht nur aus den Packungsbeilagen beziehen. Nicht umsonst verzeichnet das Segment der Gesundheitsratgeber nach Angaben des Börsenvereins des Deutschen Buchhandels hohe Zuwachsraten.

„sorgfältig abgestimmter Zusammensetzung" bezeichnet, „die wissenschaftliche und aktuelle ernährungsphysiologische Erkenntnisse" berücksichtigt. Der kleine Text ist alles andere als neutral. Eine weitere Kostprobe, diesmal zu einem Enzympräparat: „Die Enzyme der Tropenfrucht kurbeln die Verdauung an, verbrennen die Pfunde und lösen die über die Jahre ‚eingelagerten' Eiweißschlacken im Darm gleich mit auf." Dieser Satz ist beinahe wörtlich aus der Pressemitteilung übernommen – und auch er ist unangemessen positiv. Natürlich ist der von der Fachzeitschrift angesprochene Apotheker in der Lage, die Spreu vom Weizen zu trennen – ob dieser Umstand jedoch das unkritische Ins-Blatt-heben produktfreundlicher Lobgesänge entschuldigt, muss bezweifelt werden.

Der Deutsche Presserat, zuständig für die Einhaltung der publizistischen Grundsätze, sieht die Verquickung von Public Relation und redaktioneller Berichterstattung gar nicht gern. In dem von ihm herausgegebenen Pressekodex heißt es in Ziffer 7: „Die Verantwortung der Presse gegenüber der Öffentlichkeit gebietet, dass redaktionelle Veröffentlichungen nicht durch private und geschäftliche Interessen Dritter beeinflusst werden. Verleger und Redakteure wehren derartige Versuche ab und achten auf eine klare Trennung zwischen redaktionellem Text und Veröffentlichungen zu werblichen Zwecken." In der Richtlinie 7.2 heißt es: „Unentgeltliche redaktionelle Veröffentlichungen, die auf Unternehmen, ihre Erzeugnisse, Leistungen oder Veranstaltungen hinweisen, dürfen nicht die Grenze zur Schleichwerbung überschreiten. Eine Überschreitung liegt insbesondere nahe, wenn die Veröffentlichung über ein begründetes öffentliches Interesse oder das Informationsinteresse der Leser hinausgeht."[2]

Ein solches begründetes Informationsinteresse ist zum Beispiel dann gegeben, wenn es um echte Neuheiten geht: Natürlich wollen die Leser einer Zeitung oder Zeitschrift wissen, welche neuen Arznei- oder Nahrungsergänzungsmittel auf den Markt kommen. Und natürlich ist die Meldung oder der Artikel für sie nur dann von Interesse, wenn auch der Produktname oder zumindest der Wirkstoff genannt wird. Wichtig ist jedoch, dass die Berichterstattung sachlich bleibt: Benutzt die Redaktion lobhudelnde Formulierungen, riskiert der Verlag eine Abmahnung – ebenso, wenn der Bericht zu sensationslüstern aufgemacht ist. Nach Ziffer 14 des Pressekodex ist bei

---

[2] Deutscher Presserat: Publizistische Grundsätze (Pressekodex), Fassung vom 21. September 1994

Berichten über medizinische Themen „eine unangemessen sensationelle Darstellung zu vermeiden, die unbegründete Befürchtungen oder Hoffnungen beim Leser wecken könnte. Forschungserkenntnisse, die sich in einem frühen Stadium befinden, sollten nicht als abgeschlossen oder nahezu abgeschlossen dargestellt werden."

Bei seiner Beobachtung der deutschen Presselandschaft stößt der Presserat immer wieder auf Verstöße gegen den Pressekodex: Er reagiert mit Hinweisen an die Redaktion, spricht Missbilligungen aus oder – schlimmstenfalls – eine Rüge, die dann auch in dem betreffenden Presseorgan abgedruckt werden muss. Nur ein Beispiel für einen solchen manifesten Verstoß gegen die oben zitierte Ziffer 14 des Pressekodex: Vor einigen Jahren pries eine Frauenzeitschrift ein neues „Supervitamin" an. Der Artikel behauptete, das neue Wundermittel beuge Krebs, Herzkrankheiten, Arthritis und Arterienverkalkung vor, könne das Leben um bis zu 15 Jahre verlängern, behebe Asthma, Bronchitis, Erkältungen und Allergien. Eine Apothekerfachkommission legte Beschwerde beim Deutschen Presserat ein mit dem Hinweis, das Mittel habe mit Sicherheit nicht die geschilderten Wirkungen. Die Redaktion zeigte sich jedoch uneinsichtig.

Werbung, PR und objektive Berichterstattung sind heute in vielen Fällen kaum noch zu unterscheiden – nicht nur sprachlich, sondern auch optisch. Manche Titel greifen bei ihren Vertuschungsmaßnahmen besonders tief in die Trickkiste: Auf einer ganzen Doppelseite in einem Gesundheitsblatt findet der Leser Meldungen, die mit „Anzeigen, Tips, Trends, Neu, News" überschrieben sind. Was schließt der Leser daraus – wenn er diese Überschrift überhaupt liest? Handelt es sich hierbei ausschließlich um Anzeigen? Oder sind die kleinen Lesehäppchen vielmehr Produktneuheiten, die die Redaktion vorstellt? Er kann es beim besten Willen nicht unterscheiden.

Ein solches Vorgehen widerspricht nicht nur dem Pressekodex, auch die Werber sprechen sich dagegen aus. Der Zentralausschuss der Werbewirtschaft (ZAW) äußert sich in einem Merkblatt zu redaktionell gestalteten Anzeigen so: „Anzeigen in Druckschriften (z. B. Zeitungen und Zeitschriften), die wie redaktionelle Mitteilungen gestaltet sind und nicht erkennen lassen, dass sie gegen Entgelt abgedruckt sind, erwecken beim Leser den Eindruck unabhängiger redaktioneller Berichterstattung, während sie in Wirklichkeit Anzeigen darstellen. Wegen ihres irreführenden Charakters verstoßen sie gegen die Grundsätze lauterer Werbung und gefährden das Ansehen und die Unabhängigkeit der redaktionellen Arbeit; sie sind daher auch presserechtlich untersagt."

„Wahrheit und Klarheit", so der ZAW weiter, „fordern die klare Unterscheidbarkeit von redaktionellem Text und Werbung". Eine Anzeige muss eindeutig als Anzeige erkennbar sein. Wird der Anzeigencharakter durch eine vom redaktionellen Teil deutlich abweichende Gestaltung nicht kenntlich gemacht – das kann zum Beispiel über eine andere Schriftart oder Schriftgröße, über Layout etc. geschehen –, dann muss die Veröffentlichung mit dem Wort „Anzeige" überschrieben sein. Die „deutlich abweichende Gestaltung" ist etwas, was vielen Werbetreibenden überhaupt nicht behagt. Sie bemühen sich vielmehr, ihre Anzeigen dem Zeitschriften-Layout exakt anzupassen. Wird das Layout verändert, zum Beispiel bei einem Relaunch, dann ändert sich blitzschnell auch das Layout der Anzeigen. Das kleine Wörtchen „Anzeige" – das kalkulieren die Werber bewusst ein – übersehen die meisten Leser sowieso.

*Anmerkung:* In diesem Kapitel fallen ganz bewusst keine Titel von Presseerzeugnissen. Im Rahmen dieses Buches sind nur wenige Beispiele möglich – würden dabei Ross und Reiter genannt, käme das Gros der Zeitschriften und Zeitungen unkritisiert davon. Da der Verbraucher aber davon ausgehen muss, dass das hier geschilderte Problem allgegenwärtig ist, bleibt ihm nur eines: besonders aufmerksam zu lesen, und zwar in allen Blättern.

# Einkaufen – aber wo?

# Apfelessig allerorten: Ein Streifzug durch Discounter und Katalogwelten

„Zeit für mich" ist die Anzeige in einem bekannten Frauenmagazin über-schrieben. Eine sympathische, lachende junge Frau bietet diverse Akupres-sur-Hilfsmittel und einen Massage-Roller zur „Anti-Cellulite-Anwendung" an. Auch Vitamine und Mineralien zur täglichen Nahrungsergänzung sind im Angebot: Carotin „für Haut und Haar", Calcium „für Knochen und Zähne", Vitamin E „für aktiven Zellschutz" und Multivitamine „für Vita-lität und Wohlbefinden" – jeweils in der 300 Stück Langzeitpackung für 17,95 Mark. „Damit runden Sie Ihre Übungen schnell und einfach sinnvoll ab" verspricht der Werbetexter. Was Calcium mit Akupressur oder Vitamin E mit Cellulite zu tun haben, das verschweigt er – und wen wundert's? Wirbt mit dieser Anzeige doch der Kaffeemulti Tchibo, dessen pharmazeutisch-medizinische Fachkenntnis sich im überschaubaren Rahmen halten dürfte. „Jede Woche eine neue Welt" verspricht der Firmenslogan griffig – und jetzt ist eben die Welt der Vitamine dran.

Ob Drogerieketten oder Verbrauchermärkte, Schlecker oder Aldi, Reform-häuser, Versender wie Quelle, Fitnessstudios und sogar Tankstellen – es gibt inzwischen zahlreiche Vertriebskanäle, die am Geschäft mit der Gesundheit verdienen wollen. Außerdem kann der Verbraucher seinen Bedarf über Direkt-versender decken, die ihre Produkte nach amerikanischem Vorbild über soge-nannte Berater an den Mann oder die Frau bringen (siehe Kasten: „Von dubio-sen Versendern, Briefkastenfirmen und häuslichen Beratern"). Und wer tech-nisch einigermaßen auf dem Laufenden ist, der kann selbstverständlich auch übers Internet bestellen (siehe S. 96: „Einkaufsparadies Internet: Wenn Surfen Nebenwirkungen hat"). Wunderbar, wird vielleicht manch einer denken und dabei das freie Spiel der Marktkräfte im Sinn haben – Konkurrenz belebt schließlich das Geschäft. Und außerdem sind Nahrungsergänzungsmittel nichts anderes als Lebensmittel – warum sollten sie also nicht im Lebensmittel-handel oder im Drogeriemarkt verkauft werden?

Q 10 neben dem Motoröl, Vitamin C bei der Wursttheke und Calcium neben dem Klopapier? Viele Experten sehen diese Entwicklung kritisch, und sie haben gute Gründe dafür: Zum einen überfordert die Fülle der wöchent-lich neu auf den Markt drängenden Produkte vielfach schon den Apotheker – um wieviel mehr dürfte das bei der Drogeriefachverkäuferin oder der Hausfrau, die halbtags bei Aldi jobbt, der Fall sein? Für den Verkauf von

# Von dubiosen Versendern, Briefkastenfirmen und häuslichen Beratern

**P**illen per Post zu bestellen, kann ein Vabanque-Spiel sein: Da versucht schon mal ein Versender seine Kunden mit dem Hinweis zu ködern, die Krankenkassen könnten die Kosten für die bestellten Vitamin-Präparate übernehmen. Nach Informationen der Deutschen Angestellten Krankenkasse (DAK) ging ein holländischer Versender mit dieser Masche auf Kundenfang.[1] Natürlich ist die Behauptung eine glatte Lüge: Nur ein Arzt darf Arzneimittel auf Kosten der Kasse verordnen, und außerdem müssen sie auch noch in einer Apotheke bezogen werden, damit sich die Kasse an den Kosten beteiligt. Nahrungsergänzungsmittel sind in keinem Fall erstattungsfähig.

Manche Versender entpuppen sich auch als Briefkastenfirmen und sind nur über eine Postfachadresse oder einen Leser-Service im Ausland erreichbar – besonders gern wählen sie dafür die Schweiz oder Österreich. Mit einer „Geld-zurück-Garantie" wollen sie ihre Seriosität unterstreichen. Sie existieren nur, solange sie Kasse machen können. Sollten irgendwann etwaige Reklamationen kommen – was nach Erkenntnis der Verbraucherverbände sowieso eher selten ist – verschwinden sie so schnell von der Bildfläche, wie sie dort aufgetaucht sind.

Unlauter ist auch der Vertrieb über Multi-Level-Vertriebssysteme, besser bekannt als Schneeballsystem.

Kunden, die zunächst ihren eigenen Bedarf decken, werden selbst Berater im Direktvertrieb – verkaufen dann ihrerseits Produkte und werben neue Berater, und so weiter und so fort. Das Werbeargument der Hersteller: Bei diesem Vertriebssystem sind alle Berater selbst Benutzer und deshalb auch besonders gut in der Lage, fachkundig und individuell zu informieren. Die US-Firmen Herbalife und NSA sind nur zwei Beispiele für Unternehmen, die so arbeiten. Der Haken an der Sache: Diese progressive Kundenwerbung nach dem Schneeballsystem ist laut Gesetz gegen den unlauteren Wettbewerb (UWG) verboten. Auch die Telefonwerbung gegenüber Privatpersonen ist sittenwidrig, es sei denn, der Angerufene hat zuvor ausdrücklich oder stillschweigend sein Einverständnis erklärt. Das Gesetz sagt auch, dass ein Verbraucher, der durch unwahre oder irreführende Angaben zum Abschluss eines Vertrages veranlasst wurde, von diesem Vertrag zurücktreten kann.

Als besonders problematisch sehen es Verbraucherschützer an, dass im Direktvertrieb häufig Verwandte, Kollegen, Freunde oder Nachbarn von den „Beratern" ange-

---

[1] Vitaminpräparate aus Holland, DAN Presse-Mitteilung, 14. 7. 1999

sprochen werden, denn auf diese Weise kann eine spezielle psychologische Situation für die eigenen Interessen ausgenutzt werden: Berater bringen die Produkte ins eigene Haus und preisen sie als Wundermittel oder einzigartige Problemlöser an. Häufig kann der neue Interessent sie eine Woche lang kostenlos testen. Regelmäßige Kontrollanrufe in dieser Zeit sollen sicherstellen, dass er die Produkte tatsächlich benutzt – man will ihn bei der Stange halten. Dem Kunden wird es anschließend schwerfallen, das Angebot nicht anzunehmen, denn einem Bekannten schlägt man ungern etwas ab. Zusätzliches Problem beim Kauf in den eigenen vier Wänden:

Man hat keinerlei Vergleichsmöglichkeiten und auch wenig Chancen, sich in Ruhe darüber klar zu werden, ob man dieses Produkt wirklich braucht.

Die Verbraucherschützer sprechen in ihrer Dokumentation „Werbe- und Absatzstrategien bei ‚dubiosen' Diäten und Nahrungsergänzungsmitteln" im Zusammenhang mit Direktversendern von einer „geschlossenen Gesellschaft für Betrüger" – die Gefahr, dass skrupellose und nur am schnellen Profit interessierte Anbieter Geschäfte mit der Gesundheit machen, lässt sich auf diesem Vertriebsweg schwerlich ausschließen. Die Überwachungsbehörden sind machtlos.

---

Nahrungsergänzungsmitteln brauchen sie und ihre Kolleginnen und Kollegen nicht einmal einen so genannten Sachkundenachweis, der zur Abgabe freiverkäuflicher Arzneimittel – also zum Beispiel von Vitaminen in höheren Dosierungen – immerhin schon nötig ist.

Die entsprechende „Verordnung über den Nachweis der Sachkenntnis im Einzelhandel mit freiverkäuflichen Arzneimitteln" wurde Ende der 70er Jahre eingeführt. Um die entsprechende Prüfung vor der Industrie- und Handelskammer (IHK) ablegen zu können, sollte man sicher sein im Umgang mit Heilpflanzen und ein gewisses Sachwissen in Bezug auf Wirkungen und Nebenwirkungen freiverkäuflicher Arzneimittel erworben haben. Eine Sammlung von Fragen, die in der theoretischen Prüfung gestellt werden, kann der angehende Arzneimittel-Verkäufer einem Buch entnehmen, herausgegeben vom Deutschen Industrie- und Handelstag. Der Prüfungsablauf ist von IHK zu IHK unterschiedlich – werden nur die beliebten Multiple-choice-Fragen zum Ankreuzen gestellt, reicht im Prinzip schon Auswendiglernen aus, um die Prüfung zu bestehen. Zu glauben, das meist in Crashkursen erworbene Wissen könne mit der dreijährigen Ausbildung zur Pharmazeutisch-technischen Assistentin geschweige denn mit einem Pharmazie-Studium konkurrieren, ist aberwitzig.

Und manch ein Geschäft braucht nicht einmal einen Verkäufer oder eine Verkäuferin mit diesem rudimentären Know-how zu beschäftigen – eine Ausnahmeregelung macht's möglich: Einzelhändler, die schon vor 1978 frei-verkäufliche Arzneimittel im Sortiment hatten, dürfen dies auch ohne Sach-kundenachweis weiterhin tun.

Der Verbraucher, der seine Vitamine oder Nahrungsergänzungsmittel bei-spielsweise im Supermarkt einkauft, muss ganz genau wissen, was er will und was ihm guttut – und er darf gelegentlich nicht einmal von den Packungsaufschriften eine rudimentäre Beratungsleistung erwarten. Auf den in Supermärkten erhältlichen „Apfelessig plus-Kapseln" der Kölner Firma Viva etwa liest der an weiterführender Information Interessierte: „Viva Apfelessig plus-Kapseln bieten damit eine gute Kombination aus Mineral-stoffen und Vitaminen, die eine gesunde Ernährung ergänzt, weil die körper-lichen Funktionen unterstützt werden und damit für das Wohlwollen gesorgt wird." „Wohlwollen" statt „Wohlbefinden" – beim Apfelessig kommt's offenbar nicht so genau drauf an. Wer wohlwollend in diesen sau-ren Apfel beißt, dem ist nicht mehr zu helfen...

Umfassende, individuelle Beratung darf der Konsument außerhalb der Apotheke in aller Regel nicht erwarten. Aber vielleicht tut er das ja auch gar nicht: Eine Studie zur „Selbstmedikation zwischen Aldi und Apotheke" jedenfalls kommt zu diesem Ergebnis. „Statt Beratung", so die Meinungs-forscher, „bietet Aldi Information." Zum Beispiel in Form von Deckenhän-gern, Plakaten, Packungsaufdrucken und Packungsbeilagen – so „fühlt sich die Kundschaft ausreichend versorgt mit allem, was sie wissen will. Nicht zu vergessen die allwöchentliche Aufklärung via Tageszeitung: ‚Aldi infor-miert'." Die schmucklose Präsentation der Produkte, „die karge Produktau-ra", wie die Texter der Studie fabulieren, scheint den Verbraucher geradezu zu zwingen, die Vitamine zu Mehl und Nudeln in den Einkaufswagen zu legen. Zitat: „Da fühlt sich der Konsument am Schopf seiner Eigenverant-wortung gepackt, lässt sämtliche Zweifel an seiner Behandlungskompetenz fahren und greift zu. Bedenkenlos." Das Fazit der Studie: „Durch Aldis Prä-sentation erscheint vielen Verbrauchern Beratung entbehrlich."[1]

Die Aldi-Verantwortlichen selbst sehen den Beratungsbedarf schon – ihn selbst befriedigen, das will der Discounter aber nicht. In einem mit 200 Mil-ligramm dosierten Vitamin-E-Präparat fand sich eine Zeitlang folgender

---

[1]    Selbstmedikation zwischen Aldi und Apotheke, Studie im Auftrag der Zeitungsgruppe Bild, Hamburg 1998

Hinweis: „Liebe Patientin, lieber Patient! Bitte lesen Sie diese Gebrauchsinformation aufmerksam, weil sie wichtige Informationen darüber enthält, was Sie bei der Anwendung dieses Arzneimittels beachten sollen. Wenden Sie sich bei Fragen bitte an Ihren Arzt oder Apotheker." Später hieß es noch: „Eine Beschränkung der Anwendung ist nicht vorgesehen. Befragen Sie Ihren Arzt oder Apotheker."[2]

Vom Juli 1997 bis zum Juni 1998 setzte Aldi nach Recherchen des Wirtschaftsmagazins „Wirtschaftswoche" rund 30 Millionen Mark mit Monovitaminen, also keinen Kombipräparaten, um – fast soviel wie alle Verbraucher- und Drogeriemärkte zusammen.[3] Riesengewinne werden gern verbucht, wenn's um die Beratung geht, dann schlägt aber vorsichtshalber doch die Stunde der Fachleute...

Wer seine tägliche Nahrungsergänzung lieber vom heimischen Sofa aus ordert, statt durch ungemütliche Discounter zu streifen und dort die Regale zu durchstöbern, der wird zum Beispiel im „Gesünder leben" Spezialkatalog des Versenders Quelle fündig. Auf knapp 30 Seiten entdeckt der gesundheitsbewusste Verbraucher eine Riesenauswahl freiverkäuflicher Arzneimittel und Nahrungsergänzungsmittel. Während bei ersteren immer die Indikation – dafür aber nur selten die Dosierung! – genannt wird, fallen sinnvolle Angaben bei den Nahrungsergänzungsmitteln in der Mehrzahl der Fälle völlig unter den Tisch. Hier scheint die Beratung in erster Linie darin zu bestehen, den potentiellen Besteller auf einen günstigen Preis aufmerksam zu machen. Hinweise wie „Unser Tipp – Preissenkung" oder „Spar-Packung: Sie sparen" gibt es dann auch auf jeder Doppelseite.

Kompetente Information findet nicht einmal im Ansatz statt – einige Texte treiben gar kuriose Stilblüten. So heißt es zum Beispiel in der Bildlegende zu einem Coenzym Q10 Präparat: „Coenzym Q10 Zell-Energie-Vitamin-Kapseln sind eine Nahrungsergänzung zur Versorgung der Energiekette". Was eine Energiekette ist und wie sie sich versorgen lässt, dürfte Fachmann und aufmerksamen Laien gleichermaßen vor ein Rätsel stellen. Sollte der potentielle Kunde doch einmal Wert auf die Beantwortung einer Frage legen, wird es kompliziert: Eine Service-Telefonnummer ist im Katalog nicht zu finden, und bei den über 1500 Mitarbeitern, die im Call-Center Bestellungen entgegennehmen, ist man mit Fragen an der ganz falschen Adresse. Sachkunde könne man von diesen Telefonistinnen und Telefonisten nicht

---

2 Vitamin E bei Aldi, Apotheker Zeitung, 16. 11. 1998
3 Friederike Meier: Hochdosierte Pillen, Wirtschaftswoche 42/1998, S. 116

# Gute Beratung in der Apotheke – reine Glücksache?

Über ein fundiertes Wissen verfügen Apotheker und ihre Mitarbeiter – das ist unstrittig. Ob sie jedoch ihre Kunden immer in den Genuss dieses Wissens kommen lassen, ist schon fraglicher. 1998 sorgte ein Marktcheck der Verbraucher-Zentrale Nordrhein-Westfalen für Aufsehen: Testkäufer besuchten 225 Apotheken mit dem Anliegen, abnehmen zu wollen. Alle, so die Verbraucherzentrale in einem Resümee in ihrer Zeitschrift „Verbraucher Aktuell", waren von normaler bis dünner Statur. Ergebnis: Von den 225 Apotheken stellten nur vier den Wunsch der schlanken Kundschaft, kräftig abzuspecken, überhaupt in Frage, und nur neun boten akzeptable Hilfe im Kampf gegen die vermeintlichen Pölsterchen an. Rund 70 Prozent der Arzneiverkäufer verzichteten auf eine Ursachenforschung und offerierten ihren Kunden gleich ein Mittel aus der Palette der teuren Schlankmacher. Bedenklich stimmte die Verbraucherschützer auch, was im Einzelnen abgegeben wurde: Von Appetitzüglern und Abführmitteln, von umstrittenen Formuladiäten bis zu Pilz-Extrakten war alles vertreten. Fazit der Verbraucherschützer: Apotheken missbrauchen das Vertrauen der Kundschaft in ihre Beratungskompetenz.[1]

Ein hartes Urteil – aber offenkundig eines, das in Einzelfällen zutrifft. Sehr im Widerspruch zu diesem Test stehen die Ergebnisse des jährlich von der Academic Research durchgeführten Kundenbarometers: Gegenstand dieser Untersuchung ist die Zufriedenheit von privaten Endverbrauchern mit den Leistungen von Unternehmen und Institutionen aus den verschiedensten Branchen. Hier schneiden Apotheken regelmäßig hervorragend ab und belegen die vordersten Plätze, 1998 sogar den ersten, 1999 den zweiten. Beratung ist Apothekenkunden wichtig – das belegt auch eine andere Umfrage, im gleichen Jahr durchgeführt vom Institut für Handelsforschung an der Universität zu Köln. Ergebnis: 49,3 Prozent der Bevölkerung glauben, dass Apotheken Beratungsseminare zu Gesundheitsthemen abhalten sollten, 58,7 Prozent sehen die Organisation oder Vermittlung von Selbsthilfegruppen als eine der Aufgaben von Apotheken. Und: Die Beratungskompetenz des Personals ist dieser Umfrage zufolge das wichtigste Kriterium bei der Auswahl einer Apotheke. Der Wunsch nach Beratung ist also offenkundig vorhanden – die Frage ist, ob er in Erfüllung geht. Ob ein Kunde in der Apotheke gut beraten wird oder nicht, hängt in gewissem Maße nicht nur vom Apotheker, sondern auch von ihm selbst ab. Ein wichtiger Rat heißt deshalb: Fragen Sie ganz gezielt nach Beratung und gehen Sie konsequent nur in die Apotheke, in der man auf Ihr Befinden eingeht und Ihre Fragen verständlich beantwortet. Ein weiteres wertvolles Indiz für die

---

[1] Verbraucher Aktuell, Arbeitsgemeinschaft der Verbraucherverbände, Düsseldorf Juli 1998

Beratungskompetenz des Apothekenteams: Man rät Ihnen auch einmal von einem Mittel ab – weil es schlicht Humbug ist.

Und warum finden sich dann so wirkungslose Mittel wie Apfelessig- und Pu-Erh-Tee-Kapseln, um nur zwei Beispiele zu nennen, überhaupt in Apotheken? Ein Grund dafür ist der, dass der Apotheker seinen Kunden ernst nehmen muss: Wenn dieser nach ausführlicher Beratung zu der Überzeugung kommt, dass er das Mittel auf jeden Fall ausprobieren möchte, dann wird der Apotheker diesen Wunsch seines Kunden respektieren und ihm das Produkt verkaufen. Natürlich immer vorausgesetzt, der Kunde wird gesundheitlich nicht geschädigt.

erwarten, sagt ein Mitarbeiter der Abteilung Öffentlichkeitsarbeit im Hause Quelle. Wer eine Frage hat, der wird mit der Fachabteilung „Gesünder leben" verbunden bzw. von ihr zurückgerufen – und bekommt dort aber noch lange keine Antwort. Die wird nämlich nur in schriftlicher Form abgegeben, und nur dann, wenn sie sich auf die Produkte bezieht. Allgemeine Gesundheitsinformationen könne man natürlich nicht geben, so der Öffentlichkeitsarbeiter.

Der Quelle-Kunde muss sehr genau wissen, was er will – sonst verirrt er sich im Produkt-Dschungel. Sucht er zum Beispiel ein Mittel, das gegen schütteres Haar, spröde Fingernägel und unreine Haut helfen soll, hat er die Qual der Wahl. Er kann entweder Bierhefe Dragees wählen („... sind wichtig für den Stoffwechsel, besonders der schnellwachsenden Zellen z. B. von Haut, Haaren und Nägeln.") oder Kieselerde Calcium Kapseln („Nahrungsergänzung für Nägel, Haare, Haut und Knochen."), aber auch Zink Dragees bieten sich an („Nahrungsergänzung für Haare, Haut und Nägel."). Entdeckt er dann auch noch die Trink-Gelatine („... versorgt den Körper zusätzlich mit Aufbaustoffen für Haare, Haut und Nägel") dürfte er vollständig verwirrt sein. Was eignet sich für wen? Was sollte man am besten auswählen? Vielleicht hilft das Packungsdesign bei der Entscheidung – oder eher der Preis?

Die erwartete Geldersparnis dürfte – neben der eigenen Bequemlichkeit – für viele der Hauptgrund sein, wenn sie auf der Suche nach Pillen und Pülverchen zum Katalog greifen. Dass sie ihren Geldbeutel damit aber gar nicht unbedingt schonen, zeigt ein Besuch im Drogeriemarkt: Bierhefe-Tabletten sind bei Quelle mehr als doppelt so teuer wie beim Drogerie-Discounter dm, für seine Rauchervitamine will der Versender über zehn Mark mehr als die Filiale der Drogeriekette für die gleiche Menge. Auch andere Produkte aus dem Drogeriemarkt sind wesentlich billiger als bei Quelle.

## Einkaufsparadies Internet?
## Wenn Surfen Nebenwirkungen hat

„DHEA & Melatonin: Das Geheimnis der Jugend entschlüsselt" überschreibt der Internet-Versender www.pillen.com seine Homepage. Das klingt verheißungsvoll – aber es kommt noch besser. Über DHEA heißt es: „Es wirkt stimmungssteigernd, bewirkt eine Zunahme der Energie und der Libido, bestärkt das Immunsystem, wirkt der Krebsbildung und der Entstehung von inneren Erkrankungen entgegen." Derartige Behauptungen über dieses in der Nebennierenrinde produzierte körpereigene Hormon sind unhaltbar. Gleiches gilt, wenn der Versender dem Hormon Melatonin „Einfluss auf die körpereigenen Kraftreserven und die generelle Gesundheit" zuschreibt. Tatsache ist: Von der Langzeiteinnahme dieser beiden Substanzen ist dringend abzuraten, weil keine Erkenntnisse über mögliche Nebenwirkungen vorliegen (zu DHEA und Melatonin siehe auch S. 43 „Mit Wundermitteln die Gesundheit revolutionieren").

Dass er unwahre Behauptungen aufstellt und vielleicht die Gesundheit seiner Kunden aufs Spiel setzt, das ficht den hier zitierten virtuellen Arzneihändler ebenso wenig an wie zahlreiche andere Cyber-Pharmacies im World Wide Web – das Geschäft mit vermeintlichen Wundermitteln ist einfach zu lukrativ. Für den Verbraucher kann es dagegen ziemlich schnell zu einem Geschäft mit Nebenwirkungen werden. Nach der Untersuchung eines Heidelberger Wissenschaftlers verschicken beispielsweise Web-Anbieter die Potenzpille „Viagra" auch an Personen mit einer Krankheitsgeschichte, bei der die Einnahme tödliche Folgen haben könnte. Ganz abgesehen davon zocken sie die Kunden auch noch ab: Durchschnittlich 100 Prozent Aufschlag wurden im Vergleich zum normalen Apothekenpreis verlangt.[1]

Eingehende Analysen und Testkäufe haben die Arzneimittelkommission der Deutschen Ärzteschaft veranlasst, ausdrücklich vor dem Bezug von Medikamenten übers Internet zu warnen: Das Gefährdungspotential dieses unkontrollierten Vertriebsweges sei erheblich.[2] Der Bundesverband der Pharmazeutischen Industrie (BPI) hält die Verwendung von Internet-Arzneimitteln gar für lebensgefährlich.[3]

---

1  Skrupellose Geschäftemacher riskieren Menschenleben, RTL news – Die aktuellen Online-Nachrichten von RTL, 14. August 1999
2  Ärzte warnen vor dem Arzneikauf über das Internet, Ärzte Zeitung, 24. November 1998

Diese massiven Warnungen beziehen sich auf das Bestellen von Arzneimitteln – sind sie im Zusammenhang mit Nahrungsergänzungsmitteln, „harmlosen" Lebensmitteln also, überhaupt relevant? Leider ist die Grenze zwischen der einen und der anderen Produktgruppe alles andere als scharf – deshalb macht es durchaus Sinn, sich mit dem Internet als Bezugsquelle für Nahrungsergänzungsmittel auseinanderzusetzen. Schon das eingangs gewählte Beispiel verdeutlicht diese Grauzone, in der Nahrungsergänzungsmittel häufig zu Hause sind: Während zum Beispiel Melatonin in Deutschland als Arzneimittel angesehen wird, gilt es in anderen Ländern als Nahrungsergänzungsmittel. Dank Internet ist es nun auch hierzulande jedermann und jederzeit problemlos zugänglich. Der Internet-Handel mit Mitteln für die Gesundheit wirft Probleme auf, die also sowohl für verschreibungspflichtige als auch für freiverkäufliche Arzneimittel und sogar für Nahrungsergänzungsmittel von Bedeutung sind.

Nutzen denn überhaupt schon viele Deutsche die Cyber-Pharmacy als Einkaufsort in Sachen Gesundheit? Was hält man hierzulande vom Arzneikauf im Internet? Das fragte sich auch der BPI und gab beim Emnid-Institut eine repräsentative Umfrage in Auftrag. Erst ein Prozent aller Befragten nutzt das Internet-Angebot, acht Prozent wissen darüber Bescheid und schließen eine zukünftige Nutzung nicht aus. Zwölf Prozent der Befragten hatten noch nie etwas von dieser Möglichkeit gehört, fanden sie aber sehr interessant. Addiert man die reellen Nutzer (ein Prozent) zu den potentiellen (acht und zwölf Prozent) so könnten in nicht allzu ferner Zukunft immerhin 21 Prozent der Bevölkerung in Cyber-Pharmacies einkaufen. In den USA, so recherchierte der „Spiegel" im Frühjahr 1999, werden bereits 13 Prozent aller Medikamente per Versand an den Kunden gebracht.[4]

Haupt-Zielgruppe dubioser Versender sind die jungen, neugierigen Internet-Surfer, die gleichzeitig besonders empfänglich für die Anpreisungen vermeintlicher Wundermittel sein dürften. Wer bei dubiosen Adressen bestellt, das haben Testkäufe der Arzneimittelkommission der Deutschen Ärzteschaft bewiesen, setzt sich großen Gefahren aus:

---

[3]  Arzneimittel im Internet: BPI stellt repräsentative Umfrage vor, BPI-Pressemitteilung, Berlin/Frankfurt 24. März 1999
[4]  Harro Albrecht: Internet: Tod der Kleinen, Der Spiegel 10/1999, S. 279

■ **Medikamente werden oft mit falschen Indikationsstellungen angeboten.** Ein Medikament etwa, das für die Behandlung von Epilepsie zugelassen ist, wird zur Therapie von Depressionen und zur Konzentrationssteigerung angepriesen. Auch die eingangs erwähnten Beispiele DHEA und Melatonin fallen in diese Kategorie: Die den Substanzen zugewiesenen Eigenschaften sind bislang nicht bewiesen.

■ **Manche Mittel genügen deutschen Qualitätsanforderungen nicht.** Möglich ist, dass ein Medikament seinen Wirkstoff mit erheblicher Verspätung freisetzt – wahrscheinlich aufgrund von Herstellungsmängeln. Das birgt die Gefahr der Überdosierung: Weil die erwartete Wirkung nicht eintritt, schluckt der Patient mehr Tabletten als nötig.

■ **Der Kunde weiß nie, woher die Ware kommt und hat keinerlei Garantie, dass sie fachgerecht gelagert wurde.** Die Tabletten, Pillen und Säfte könnten in Ländern produziert worden sein, in denen Medikamentenmarkt und Pharmaindustrie nicht annähernd ähnlich hohen Standards unterliegen wie in Deutschland.

■ **Was draufsteht, ist nicht unbedingt drin.** Ein weiterer gravierender Qualitätsmangel ist der, dass der auf der Packung angegebene Wirkstoff nicht mit dem der Tabletten übereinstimmt. Rund sieben Prozent aller weltweit auf dem Markt befindlichen Arzneimittel sind gefälscht – sie enthalten entweder gar keine Wirkstoffe oder gefälschte. So etwas kann natürlich nur eine Laboruntersuchung ergeben – dem Laien bleibt dieser Umstand verborgen. Mindestens ebenso gefährlich: Das Verfallsdatum von Arzneien war bei den Testkäufen der Experten gelegentlich überschritten.

■ **Die Beipackzettel sind nicht selten in einer Fremdsprache abgefasst.** Selbst für jemanden, der diese Sprache sicher beherrscht, kann die spezielle Terminologie eines solchen Beipackzettels schnell eine Überforderung darstellen. Wer die betreffende Fremdsprache gar nicht kann, spielt russisches Roulette.

■ **Mögliche Nebenwirkungen werden komplett verschwiegen.** Welche Folgen das gerade bei Arzneimitteln haben könnte, kann man sich auch als Laie leicht ausmalen.

Die Qualität mancher Arzneimittel ist so zweifelhaft wie ihre Herkunft dunkel. Welche Waffen hat der Gesetzgeber im Kampf gegen die gefährlichen Geschäftemacher? Um es gleich vorweg zu nehmen: Gesetze gibt es, aber es ist außerordentlich schwierig, sie gegen weltweit agierende Händler durchzusetzen. Jeder Inhaber einer Internet-Adresse, der apothekenpflichtige Arzneimittel abgibt, macht sich nach deutschem Recht strafbar. Seit September 1998 verbietet das Arzneimittelgesetz (AMG) den Versand apothekenpflichtiger Medikamente generell – Apotheker sind von diesem Verbot übrigens nicht ausgenommen. Aber natürlich greift das AMG nur in Deutschland.

Gesetzwidrig ist auch die Abgabe von Arzneimitteln ohne Verpackung oder Packungsbeilage, des gleichen die Auslobung von Arzneimitteln zu falschen Anwendungsgebieten. Nicht nur gegen das AMG, auch gegen das Heilmittelwerbegesetz (HWG) verstößt der Internethandel mit Arzneimitteln: Das HWG nämlich verbietet, für den Versand apothekenpflichtiger Arzneimittel in Medien zu werben, die einer breiten Öffentlichkeit zugänglich sind. Medikamente im Internet anzubieten, ist aber eine solche Werbung. Jeder, der apothekenpflichtige Arzneimittel verkauft, ohne selbst Apotheker zu sein, oder solche Arzneimittel versendet, kann mit bis zu drei Jahren Gefängnis bestraft werden. Es ist allerdings, wie schon erwähnt, überaus schwierig, nationales Recht gegen internationale Anbieter durchzusetzen.[5]

Gleiches gilt beim Problem der Haftung: Wer steht dafür gerade, wenn jemand durch die Einnahme dubioser Mittel zu Schaden kommt? In Deutschland haften die pharmazeutischen Hersteller für ihre Produkte. Diese so genannte Gefährdungshaftung gilt aber nicht für Medikamente aus anderen Ländern. Und: Viele Staaten kennen keine Haftung eines Arzneimittel-Herstellers. Im Schadensfall haftet also der Internet-Anbieter. Theoretisch. Denn er dürfte im weltumspannenden, sich ständig ändernden Netz nur schwer zu identifizieren und dingfest zu machen sein.

Nicht nur deutschen Experten bereitet der Internethandel mit Arzneimitteln Sorge, auch die Weltgesundheitsorganisation WHO hat das Problem erkannt und einen Leitfaden für Internet-Benutzer erstellt.[6] Er enthält Anhaltspunkte, wann der Surfer stutzig werden und an der Verlässlichkeit der Produkt-Information zweifeln sollte:

- Es werden Phrasen wie „wissenschaftlicher Durchbruch", „Wundermittel" und „Geheimformel" verwendet.
- In Erfahrungsberichten erzählen zufriedene oder „geheilte" Kunden von ganz unglaublichen Ergebnissen.

---

5 Wir hinken mit der Verfolgung immer hinterher, Interview mit Lutz Tisch von der Bundesvereinigung Deutscher Apothekerverbände (ABDA), Süddeutsche Zeitung, 2. August 1999
6 How to find reliable information on medical products using the Internet, A Guide for the Internet User, 3rd draft, World Health Organisation (WHO), 2. Februar 1999

- Ein einziges Produkt hilft angeblich gegen AIDS, Krebs, Arthritis, Alzheimer, Falten und Übergewicht.
- Es wird behauptet, dass das Produkt nur hier und nur für begrenzte Zeit erhältlich ist.
- Zitate von „berühmten" Ärzten sollen das Produkt aufwerten.
- Risiken und Nebenwirkungen werden heruntergespielt oder gar nicht erst erwähnt.
- Die Behauptung, die Wirkung des Mittels sei „wissenschaftlich erwiesen" und es sei „absolut sicher", sollte ebenfalls jeden stutzig machen.

Dass sich neben seriösen Anbietern viele Scharlatane im World Wide Web tummeln, ist eine Tatsache – und eine Gefahr für ahnungslose Verbraucher. Ebenso sicher dürfte es jedoch sein, dass sich das Rad der Geschichte nicht zurückdrehen lässt – der elektronische Handel mit Gesundheitsprodukten wird eher an Bedeutung gewinnen denn verlieren. In einigen Ländern der Europäischen Union ist der Arzneimittel-Versand schon heute erlaubt, und Verantwortliche wie der frühere EU-Kommissar Martin Bangemann setzen sich vehement für die Liberalisierung ein. Ein erster Schritt wäre in seinen Augen der Online-Handel mit bisher apothekenpflichtigen, aber rezeptfreien Produkten, so Bangemann gegenüber der Zeitschrift „Focus".[7]

Klar ist, dass nur internationale Regelungen die beschriebenen Probleme lösen können – nationale Gesetze reichen nicht aus. Bis solche länderübergreifenden Gesetze geschaffen werden, bleibt es dem Verbraucher selbst überlassen, kritisch abzuwägen, ob ihm das Surfen im Internet in diesem Fall nicht zu viele Nebenwirkungen hat. Zwar macht sich der Verbraucher vor dem Gesetz nicht strafbar, wenn er verschreibungspflichtige Arzneimittel bestellt: Seine Gesundheit sollte ihm den Gang in die Apotheke aber allemal wert sein.

Wer vom Surfen gar nicht lassen will, der besucht vielleicht einmal die Homepage „seiner" Apotheke, sofern es sie schon gibt: Eine kundenfreundliche Homepage verzichtet auf das Angebot unsinniger Präparate, bewertet sie vielmehr kritisch und warnt gleichzeitig vor dem Bezug von Arzneimitteln oder Nahrungsergänzungsmitteln aus dem Internet.

---

7  Kurt-Martin Mayer: Klick dich krank, Focus 4/1999, S. 124

5

# Fakten, die Sie kennen sollten

# Arzneimittel oder Lebensmittel: Was sind Nahrungsergänzungsmittel?

„Die EU-Gesundheitsminister warnen: Dies ist ein Lebensmittel und kein Arzneimittel! Es ist nicht geeignet, Krankheiten zu behandeln oder zu lindern." – Diesen Hinweis, der an die Warnung auf Zigarettenschachteln erinnert, sollten alle Nahrungsergänzungsmittel tragen, so der Vorschlag eines Apothekers in dem Fachorgan „Deutsche Apotheker Zeitung".[1]

Der Pharmazeut bringt auf den Punkt, was Experten schon seit langem beschäftigt: Laien (aber immer häufiger auch Fachleute!) sind schlicht überfordert, wenn es darum geht, Nahrungsergänzungsmittel von Arzneimitteln zu unterscheiden. Alles, was als Kapsel, Pulver, Pille oder Brausetablette, also in medizinisch anmutender Darreichungsform, über die Theke geht oder in den Regalen liegt, assoziiert der Verbraucher mit Arznei – was sollte es auch sonst sein?

Aber so einfach ist es eben nicht: Manche Präparate sehen zwar aus wie Arzneimittel, gehören aber nach offizieller Definition zu den Lebensmitteln – eben weil sie nur die tägliche Nahrung ergänzen sollen und keinerlei Eigenschaften besitzen, die Krankheiten heilen, lindern oder verhüten können. Bei Arzneimitteln ist Sicherheit oberstes Gebot. Deshalb ist im rund 100 Paragraphen umfassenden Arzneimittelgesetz detailliert festgeschrieben, wie sie geprüft, zugelassen und hergestellt werden müssen und wer sie abgeben darf. Wer einen ähnlichen Gesetzestext für Nahrungsergänzungsmittel sucht, der wird enttäuscht. Schon der Begriff selbst ist umstritten und taucht nur in zwei Verordnungen auf – in der Nährwert-Kennzeichnungsverordnung für Lebensmittel und in der Apothekenbetriebsordnung.

Als Lebensmittel unterliegen Nahrungsergänzungsmittel den Bestimmungen des Lebensmittel- und Bedarfsgegenstände-Gesetzes (LMBG). Danach sind Lebensmittel Stoffe, die dazu bestimmt sind, in unverändertem, zubereitetem oder verarbeitetem Zustand verzehrt zu werden.

Nahrungsergänzungsmittel müssen demnach überwiegend der Ernährung dienen und dürfen nur Stoffe enthalten, die selbst Lebensmittel oder für die Lebensmittelherstellung zugelassen sind. Das unterscheidet sie von den Arzneimitteln, die überwiegend zu anderen Zwecken als zur

---

[1]   Vorschlag: Kennzeichnung für Nahrungsergänzungsmittel, Deutsche Apotheker Zeitung 8/1999, S. 97

Ernährung oder zum Genuss verzehrt werden – nämlich zur Vorbeugung, Linderung oder Heilung von Krankheiten.

Welche Substanzen aber nun genau in Nahrungsergänzungsmitteln stecken dürfen und in welcher Dosierung – darüber schweigen sich alle Gesetzestexte aus. Und so wird es möglich, dass außer physiologisch relevanten Nährstoffen wie Vitaminen, Mineralstoffen und Spurenelementen auch die Panzer von Schalentieren, Haifischknorpel und getrocknetes Muschelfleisch verarbeitet werden. Die Grauzone zwischen Arzneimitteln und sinnvollen Lebensmitteln wird von zahlreichen Herstellern weidlich ausgenutzt.

In gewisser Weise ist diese Entwicklung sogar verständlich. In früheren Jahren wollten alle Vertreiber ihre Produkte als Arzneimittel registriert wissen, denn das versprach Vorteile: Arzneimitteln haftet das Image der Seriosität an. Für sie darf indikationsbezogen geworben werden, also zum Beispiel mit dem Satz: „Schützt vor Osteoporose" – eine solche Aussage ist für Lebensmittel verboten (siehe auch S. 61 „Wie viel Werbung ist erlaubt?"). Zudem bestand zu Zeiten voller Sozialversicherungskassen die Möglichkeit, dass das Produkt erstattungsfähig wurde – und so besonders viel Gewinn versprach.

Heute kann es hingegen für die Hersteller weitaus lukrativer sein, ein Produkt als Lebensmittel an den Kunden zu bringen. Das Bundesinstitut für Arzneimittel und Medizinprodukte (BfArM), die für die Genehmigung von Arzneimitteln zuständige Behörde, verfolgt nämlich eine restriktive Zulassungspolitik. Ohne klinische Versuche oder wissenschaftliches Erkenntnismaterial, das Qualität, Wirksamkeit und Unbedenklichkeit eines Produktes belegt, ist keine arzneimittelrechtliche Zulassung zu bekommen.

Abgesehen davon, dass ein Zulassungsverfahren überaus zeitaufwendig und kostspielig ist, wären derartige Beweise für eine Vielzahl von Produkten auch niemals zu erbringen. Jede Investition finanzieller Mittel in die Verifizierung der These, man bliebe nur gesund mit einer Pille Haifischknorpel pro Tag, wäre eine glatte Fehlinvestition. Das weiß auch der Hersteller – und bringt seine Pille einfach als Nahrungsergänzungsmittel und damit ohne jeden Wirknachweis auf den Markt.

Zur Herstellung von Lebensmitteln bedarf es übrigens nicht mehr als einer Gewerbeerlaubnis. Und die erforderlichen Ausgangsstoffe können oft im Ausland, vor allem in Asien, zu Dumpingpreisen eingekauft werden. Was die Gewinnspannen zusätzlich vergrößert.

In letzter Zeit wird der Markt aber nicht nur mit teilweise dubiosen Produkten aus dem europäischen und außereuropäischen Markt überschwemmt. Zunehmend gehen auch pharmazeutische Firmen dazu über,

Nahrungsergänzungsmittel herzustellen. Kritiker befürchten, dass dies nicht selten in der Absicht geschieht, langwierige und kostspielige Zulassungsverfahren zu umgehen. Doch natürlich kann eine solche „Flucht aus dem Arzneimittelbereich" nicht generell unterstellt werden.

Und ganz egal, in welcher Absicht der Hersteller handelt und wie hoch-, respektive minderwertig sein Produkt ist – der Verbraucher muss Nahrungsergänzungsmittel auch als solche erkennen und kritisch mit ihnen umgehen können. Deshalb fordern Institutionen wie das Bundesinstitut für Arzneimittel und Medizinprodukte (BfArM), die Bundesvereinigung deutscher Apothekerverbände (ABDA), der Bundesverband der Arzneimittel-Hersteller (BAH) und das Bundesinstitut für gesundheitlichen Verbraucherschutz und Veterinärmedizin (BgVV) immer wieder, Nahrungsergänzungsmittel deutlich von Arzneimitteln abzugrenzen.[2] An Vorschlägen mangelt es nicht:

---

[2]  Peter Ditzel: Nahrungsergänzungsmittel. Wie bekommt man sie in den Griff?, Deutsche Apotheker Zeitung, 49/1998, S. 49

---

## Mit Lebertran fing alles an

**S**eit wann gibt es Nahrungsergänzungsmittel? Diese Frage ist nicht ganz einfach zu beantworten, weil diese Produkte ja als Lebensmittel auf den Markt kamen und insofern nicht registriert wurden. Setzt man voraus, dass sie auch früher Bestandteile der herkömmlichen Nahrung in konzentrierter Form enthielten und Ernährungsdefizite ausgleichen sollten, dann gehen sie wahrscheinlich auf die Zeit der Industrialisierung Ende des 19. Jahrhunderts zurück. Damals war Nahrung für viele Menschen knapp. Lebertran, Lecithin, Malzprodukte, aber auch Weizenkeime und flüssige Vollhefe sollten Mängel ausgleichen.[1] In späteren Jahren wurden dann vor allem Kinder mit Vitaminsäften wie „Rotbäckchen" und „Multisanostol" aufgepäppelt.

Das Wissen, dass man durch den Verzehr bestimmter Lebensmittel Mangelerscheinungen ausgleichen kann, ist aber noch viel älter: So ist überliefert, dass Menschen schon 1500 Jahre vor Christus Nachtblindheit durch den Verzehr Vitamin-A-reicher Leber verhinderten.[2]

---

[1]  Wolfgang Reinsch/Norbert Pahne, Abgrenzung von Nahrungsergänzungs- und Arzneimitteln: Ein Überblick über die rechtliche Entwicklung und den aktuellen Stand, Lebensmittel & Recht, 6/1998, S. 3

[2]  K.-H. Bässler u. a.: Vitamin-Lexikon für Ärzte, Apotheker und Ernährungswissenschaftler, 2. Auflage, Gustav Fischer Verlag, Stuttgart 1997, S. 1

- Der Gesetzgeber sollte klar festschreiben, welche Substanzen in Nahrungsergänzungsmitteln enthalten sein dürfen.
- Nahrungsergänzungsmittel sollten als solche deklariert sein, also einen entsprechenden Hinweis auf der Verpackung tragen. Das allein ist allerdings noch keine Garantie, dass das Produkt wirklich ein Nahrungsergänzungsmittel ist – Papier ist ja bekanntlich geduldig. Maßgeblich sind gesetzliche Definitionen, nicht die Deklaration des Herstellers.
- Die Produkte sollten eine klare Verzehrsempfehlung aussprechen, also angeben, welche Menge man pro Tag am besten zu sich nimmt.
- Art und Menge der verwendeten Inhaltsstoffe sollten eindeutig deklariert sein.
- Es sollte genau festgelegt werden, welche Gesundheitsansprüche Nahrungsergänzungsmittel nennen dürfen.
- Nahrungsergänzungsmittel sollten überwiegend der Versorgung mit essentiellen Mikronährstoffen wie Vitaminen und Mineralstoffen dienen. Bei zahlreichen Stoffen ist die Frage, ob sie essentiell, also lebensnotwendig, sind oder nicht, jedoch schwierig zu beantworten. Das trifft zum Beispiel für Fettsäuren, Orotsäure, L-Carnitin und andere zu. Bei Vitaminen gilt: Die Tagesdosis eines Nahrungsergänzungsmittels darf das Dreifache der von der Deutschen Gesellschaft für Ernährung (DGE) empfohlenen Tagesdosis nicht überschreiten.

Regelungen dieser Art scheinen im Interesse des gesundheitlichen Verbraucherschutzes mehr als sinnvoll zu sein – aber sie sind es nur dann, wenn sie auf europäischer Ebene getroffen werden. Zwar müssen sich Produkte, die aus dem außereuropäischen Ausland kommen, nach wie vor an der jeweiligen nationalen Rechtsnorm messen – innerhalb Europas aber herrscht freier Warenverkehr. Lebensmittel, die in Italien, Österreich oder Schweden verkauft werden, müssen auch bei uns verkauft werden dürfen. Und zwar selbst dann, wenn sie „den in der Bundesrepublik Deutschland geltenden lebensmittelrechtlichen Vorschriften nicht entsprechen", wie es in § 47a des Lebensmittel-Bedarfsgegenständegesetzes heißt.

In solchen Fällen muss beim Bundesgesundheitsministerium (BMG) ein Antrag auf Erteilung einer Allgemeinverfügung gestellt werden, und die wird in aller Regel auch erteilt. Einfuhrbeschränkungen sind nur zum Schutz der Gesundheit und des Lebens von Menschen zulässig, also nur dann, wenn das BMG gesundheitliche Bedenken anmeldet.

Das vereinigte Europa bemüht sich um Annäherung – aber gerade was den Umgang mit Pharma-Produkten betrifft, lassen sich nationale Unterschiede nicht so ohne weiteres nivellieren. So käme es zum Beispiel manchen EU-Nachbarn gar nicht in den Sinn, für Vitamin- oder Mineralstoffpräparate eine Arzneimittel-Zulassung zu beantragen. In England und in den Niederlanden gelten solche Präparate mit Ausnahme von Vitamin A und D ganz unabhängig von ihrer Dosierung als Lebensmittel, während bei uns hohe Dosierungen immer auf ein Arzneimittel schließen lassen.[3]

Auch Produkte mit pflanzlichen Zubereitungen beurteilen nicht alle Europäer gleich: Haben sie in Deutschland überwiegend den Status eines Arzneimittels, werden etwa Johanniskraut- und Ginkgo-biloba-Präparate in Großbritannien und in den Niederlanden als Nahrungsergänzungsmittel angesehen.[4] Einleuchtend, dass solche nationalen Besonderheiten das Problem nicht gerade vereinfachen – und dass bei uns immer wieder Produkte auftauchen, deren Nutzen angezweifelt werden muss.

Verschiedene Hersteller von Nahrungsergänzungsmitteln aus dem europäischen Ausland haben bereits gegen die EU-Kommission geklagt. Der Grund: Sie wollten hierzulande Produkte als Nahrungsergänzungsmittel auf den Markt bringen, die aber nach deutscher Rechtsauffassung Arzneimittel sind. Der Druck, das Problem auf EU-Ebene rechtlich zu klären, wächst also.[5] Und er kommt gleich von mehreren Seiten, denn auch deutsche Unternehmer berufen sich auf einen freien europäischen Markt. So hat zum Beispiel ein Hersteller Beschwerde bei der EU eingereicht, weil Produkte, die mehr als die dreifache Tagesdosis an Vitaminen und Mineralstoffen enthalten, hierzulande automatisch als Arzneimittel eingestuft werden. Die EU reagierte prompt: Dies sei in der Tat nicht mit den Grundsätzen über den freien Warenverkehr vereinbar.

Wenn umstrittene Präparate gleich welcher Herkunft vom Markt genommen werden sollen, zielt die Argumentation der Kritiker in aller Regel darauf ab, dass es sich bei ihnen gar nicht um Nahrungsergänzungsmittel, sondern um Arzneimittel handele. Ein Beispiel: Wirbt ein Produkt damit, eine

---

3  Max D. Forstmann: Arzneimittel, Lebensmittel, diätetische Lebensmittel und Nahrungsergänzungsmittel – Abgrenzung und Werbung, Gewerblicher Rechtsschutz und Urheberrecht (GRUR), 2/1997, S. 102
4  Phytos werden weltweit angewendet, Medikament und Meinung, 11/1996
5  Ulrich Brunner: Nahrungsergänzungsmittel. Endlich Verbraucher durch Gesetze schützen, Pharmazeutische Zeitung 50/1998, S. 28

„Abschmelzrevolution" zu sein, mit der man zur „Traumfigur ohne Hunger" komme und „ganz normal essen und trotzdem abnehmen (könne)" – dann ist dieses Präparat kein Lebensmittel. Begründung: Es führt weder Nährstoffe zu noch versorgt es den Körper mit Energie. Wer es zu sich nimmt, will sich nicht ernähren, sondern an Gewicht verlieren.

Fachleute sprechen in einem solchen Fall davon, dass das Produkt von seiner objektiven Zweckbestimmung her und nach allgemeiner Verkehrsauffassung ein Arzneimittel ist – und da ihm die dafür nötige Zulassung fehlt, kann die Aufsichtsbehörde es umgehend aus dem Verkehr ziehen.

Ein solches nicht verkehrsfähiges Produkt wird dann unter Umständen nicht nur für den Hersteller, sondern auch für den, der es vertrieben hat – also zum Beispiel für den Apotheker – zum Bumerang: Der Verkauf nicht verkehrsfähiger Produkte ist nämlich strafbar.

# Was es sonst noch gibt: Von Functional Food, Nutraceuticals und Pharma Food

Margarine, die mit geraspelten Kiefernspänen dazu beitragen soll, den Cholesterinspiegel im Blut zu senken; Kaugummi mit Coffein, der angeblich die Aufmerksamkeit steigern hilft; Hühnersuppe mit Echinacea zur Unterstützung des Immunsystems; Erbsensuppe mit Johanniskraut, „hebt Ihre Stimmung auf natürliche Weise", wie die Dosenaufschrift verspricht – all das sind keine Hirngespinste eines übergeschnappten Lebensmittelchemikers, sondern in den USA tatsächlich erhältliche Produkte. Aber auch hierzulande schläft die Nahrungsmittelindustrie nicht: Milchprodukte, die einen positiven Einfluss auf die Darmflora haben sollen, mit Vitaminen angereicherte Müslis oder Säfte, Eier und Brot mit Omega-3-Fettsäuren oder ein Fruchtsaft mit Hopfen, Melisse und Salbei, der schlaffördernd wirken soll – Produkte wie diese finden auch in Deutschland immer mehr Käufer.

Wellness Produkte, Health Food, Functional Food, Food for specified health use, Nutraceuticals, Designer Food, Biotics, Pharma Food, Organic Food, Energy Drinks und Foodaceuticals – die Liste der neuartigen Nahrungsmittel und der für sie geprägten Bezeichnungen ist lang. Aber ganz gleich, wie sie sich nennen: Solche Lebensmittel mit gesundheitlichem Zusatznutzen sind es, die zur Zeit auf dem Nahrungsmittel-Sektor die größten Zuwächse versprechen – sie sind einer der wichtigsten Ernährungstrends der kommenden Jahre.

Was in den Industrienationen auf den Teller kommt – obwohl qualitativ so hochwertig wie noch nie zuvor – wird aufgepeppt und nachgebessert, zum Beispiel mit Vitaminen oder sekundären Pflanzenstoffen, mit Mineralstoffen, Aminosäuren, mehrfach ungesättigten Fettsäuren oder Ballaststoffen, mit probiotischen Milchsäurebakterien, Coffein und Fettersatzstoffen.[1] 1998 gaben die deutschen Verbraucher nach Angaben des Marktforschungsinstitutes A.C. Nielsen mehr als 350 Millionen Mark für probiotische Lebensmittel aus – 1996 waren es noch vergleichsweise bescheidene 150 Millionen Mark.

Ganz neu ist die Idee nicht, Lebensmittel mit dem Fokus auf ihren gesundheitlichen Wert auszuloben: Schon seit den 60er Jahren gibt es Diät-

---

[1]  Wiebke Franz: Neues aus dem Lebensmittelmarkt, Verband für Unabhängige Gesundheitsberatung Deutschland e. V. (UGB), UGB-Tagung 1998, S. 22

produkte, die lebensmittelrechtlich eindeutig definiert sind und laut Diätverordnung besonderen Ernährungszwecken dienen. Dazu zählen etwa besondere Nahrungsmittel für Säuglinge und Kleinkinder, Schwangere und Stillende, Senioren und Sportler, für Diabetiker, Allergiker und Übergewichtige. Während klassische Diätetika meist jedoch erst eingesetzt werden, um bei einer bestehenden Krankheit Begleiterkrankungen zu verhindern bzw. in ihrer Entwicklung zu hemmen, setzen die Lebensmittel mit gesundheitlichem Zusatznutzen einen ganzen Schritt früher an. Sie wollen Krankheiten vorbeugen, indem sie angeblich das Immunsystem stärken, Entgiftungsvorgänge im Körper stimulieren, eine schützende Wirkung gegenüber Tumorerkrankungen entfalten und vieles mehr.

Möglich wurde die Entwicklung solcher Lebensmittel erst durch die Erkenntnisse der Ernährungswissenschaft und Ernährungsmedizin, die in den letzten Jahren rasant zugenommen haben. Gleichzeitig ist die Industrie interessiert an der Entwicklung neuer Produkte, die über ihre Auslobung als besonders gesund einen hohen Preis rechtfertigen. Und den akzeptiert der Verbraucher offenbar gerne. In der EU beträgt das Marktvolumen für Functional Food ca. 1,7 Milliarden US Dollar – Tendenz steigend.[2]

Gleichzeitig trägt die Lebensmittelindustrie mit der Entwicklung immer neuer Nahrungsmittel den sich verändernden Strukturen unserer modernen Gesellschaft Rechnung: Nie gab es so viele Single-Haushalte wie heute, nie lebten so viele ältere Menschen allein oder zu zweit in eigenen Haushalten. Nie zuvor verfügten so viele Menschen über ein höheres Einkommen, eine gute Bildung und viel Freizeit. Und nie waren so viele Frauen berufstätig wie heute.

Aus diesen Fakten ergeben sich für die Lebensmittelbranche eine ganze Reihe von Konsequenzen. Immer mehr Menschen haben immer weniger Zeit und Lust zum Kochen, gleichzeitig haben sie aber Lust auf Genuss. Und vor allem: Es reicht ihnen nicht, dass das, was auf ihrem Teller liegt, sie satt macht und auch gut schmeckt – gesund soll es sein, dieser Wunsch steht beim Essen ganz hoch im Kurs. Drei Schlüsseltrends unserer Gesellschaft bestimmen die Entwicklung im Lebensmittelbereich maßgeblich mit: Der Wunsch nach Fun, Genuss und Erlebnis auf der einen und der nach Wellness, Natürlichkeit und Gesundheit auf der anderen Seite. Und schließlich

---

[2]  Waldemar Ternes u. a.: Functional Foods: Wirkungen, Eigenschaften und Trends, Forschung fürs Leben, Tierärztliche Hochschule Hannover 1997/1998

der Wunsch nach schneller Verfügbarkeit und bequemer Handhabung von Lebensmitteln, sprich nach Convenience Food – Produkte müssen verbraucherfreundlich sein und sich bequem konsumieren lassen.3

Welche besonderen Lebensmittel haben diese Trends im einzelnen hervorgebracht? Am häufigsten stößt man bei der Spurensuche auf Functional Food (zweckmäßiges Essen), auch wenn die Lebensmittel nicht unter diesem für deutsche Zungen doch etwas sperrigen Namen im Supermarkt-Regal liegen. Ein Trend, der ausnahmsweise einmal nicht aus Amerika kommt, sondern aus dem Fernen Osten. Die Japaner waren es, die **Functional Food** erfanden – 1995 fielen dort schon fünf Prozent der Lebensmittel in diese Kategorie. Dieser Anteil wurde auf ein Volumen von 4,5 Milliarden US Dollar geschätzt – bei einem Wachstum von 8,5 Prozent pro Jahr.4 Heute sind etwa 350 Firmen mit einem Marktanteil von rund sechs Milliarden Mark beteiligt.5 Das ist für die hiesige Lebensmittelindustrie noch Zukunftsmusik – aber die entsprechende Richtung ist schon eingeschlagen.

In Japan ist klar definiert, was drin sein darf in Functional Food: Es gibt eine Liste von Nutraceuticals, so die Bezeichnung für Nahrungsmittelinhaltsstoffe mit medizinischem und gesundheitlichem Nutzen, die positiv auf den Organismus wirken und deshalb in Functional Food enthalten sein dürfen. Hierzulande wird übrigens der Begriff **Nutraceuticals** – von „nutrition", Nahrung, und „pharmaceuticals", Arzneimittel – auch als Synonym für Functional Food verwendet.

In Deutschland sprechen wir von „funktionellen Nahrungsmitteln", die mit bestimmten natürlichen Zutaten wie Vitaminen, Mineralstoffen, mehrfach ungesättigten Fettsäuren, Ballaststoffen und Milchsäurebakterien angereichert sind. Diese Lebensmittel ernähren uns nicht einfach nur, sie weisen außerdem spezielle gesundheitsbezogene Eigenschaften auf. Der Trend zum Functional Food hält übrigens auch Einzug bei den Süßwaren: Zuckerfreie Bonbons mit Vitaminzusatz, „Raucherbonbons" mit speziellen „Rauchervitaminen", prebiotische Toffees oder Bonbons mit Vitamin E, Coenzym Q10, Taurin, Guarana oder Gelee Royale sind „in" und bemühen sich, unser Verständnis von gesunden und ungesunden Lebensmitteln vollständig auf den Kopf zu stellen.

---

3  Wiebke Franz (Anm. 1), S. 21
4  Waldemar Ternes (Anm. 2)
5  Functional Foods – Was sind die Fakten?, Informations- und Dokumentationsstelle am Institut für Ernährungswissenschaft der Justus-Liebig-Universität Gießen, 9/1997

Neben Functional Food gibt es auch noch **Designer Food**: diese Lebensmittel sind gezielt so zusammengesetzt (Englisch: designed), dass sie Nährstoffe liefern, die ernährungsbedingte Erkrankungen verhüten sollen – zum Beispiel das jodierte Speisesalz, das den bei uns verbreiteten Schilddrüsenerkrankungen vorbeugt. Eine Untergruppe des Designer Food ist **Brain Food** – hier soll durch die Zugabe von Nährstoffen wie Eiweiß und mehrfach ungesättigten Fettsäuren, Vitaminen und Mineralstoffen die Leistung des Gehirns (Englisch: brain) unterstützt werden.

Nicht nur essen kann man die Segnungen der schönen neuen Lebensmittelwelt, natürlich nimmt sich die Industrie auch unserer Getränke an. Die **Functional Drinks**, zum Beispiel Fruchtgetränke mit polyphenolreichem Grüntee-Extrakt, Ballaststoffen und Omega-3-Fettsäuren, zielen wieder auf eine Steigerung der Gesundheit – deshalb werden sie auch als **Wellness Drinks** bezeichnet. Mischt man den Getränken erst sekundäre Pflanzenstoffe wie Anthocynane, Flavonoide und Catechine bei, wäre das ganz sicher ein Renner... Außerdem wird bei Getränken eine Leistungssteigerung angepriesen: **Energy Drinks** wie „Red Bull" oder „Die blaue Sau" versprechen mit Zusätzen wie Coffein, Taurin, aber auch Gelee Royale, und durch Mischungen mit Mineralwasser oder Alkohol neue Energie. Gegen Mixturen wie diese bestehen gesundheitliche Bedenken, denn die Wirkung der verschiede-

## Die Novel-Food-Verordnung

A m 16. Januar 1997 verabschiedete das Europäische Parlament die Novel-Food-Verordnung. Endlich, kommentierten Insider, denn vorher konnten Hersteller neuartige Lebensmittel ohne amtliche Sicherheitsprüfung an den Verbraucher bringen.

Worum handelt es sich bei diesen „neuartigen Lebensmitteln" (engl.: novel food) genau? Zum einen sind damit gentechnisch veränderte Lebensmittel gemeint. Aber auch Zutaten mit gezielt veränderten Strukturen – wie der Fettersatzstoff Olestra – oder Zutaten aus Mikroorganismen, Pilzen und Algen.

Produkte, die solche oder ähnlich neuartige Stoffe enthalten, werden seit Anfang 1997 vom Bundesinstitut für gesundheitlichen Verbraucherschutz und Veterinärmedizin (BgVV) einer Sicherheitsprüfung unterzogen. Ist Gentechnik im Spiel, muss das Robert-Koch-Institut (RKI) als zuständige Behörde eine Genehmigung erteilen. Demnach fällt Functional Food immer dann unter die Novel-Food-Verordnung, wenn es gentechnisch hergestellt ist oder Stoffe enthält, die bislang in der EU noch nicht in nennenswertem Umfang für den menschlichen Verzehr verwendet wurden.

nen, angeblich leistungsfördernden Zusätze allein oder in Kombination mit Alkohol auf den menschlichen Organismus ist nicht abzuschätzen.[6]

Die Versprechungen, mit denen die neuen Lebensmittel auf den Markt und an den Mann gebracht werden, sind ähnlich umfassend wie die der Nahrungsergänzungsmittel: gesteigertes Wohlbefinden, Fitness, mehr Gesundheit. Wie für Nahrungsergänzungsmittel ist es deshalb auch im Bereich der funktionellen Lebensmittel dringend geboten, gesetzliche Regelungen zu treffen, die den Verbraucher vor zweifelhaften Produkten und unbewiesenen Werbeaussagen schützen. Anders als für diätetische Lebensmittel gibt es nämlich für Functional Food keine klaren lebensmittelrechtlichen Abgrenzungen. An der Wiege des Functional Food, in Japan, ist man da schon einige Schritte weiter. Dort sind schon seit mehr als 50 Jahren probiotische Lebensmittel auf dem Markt.[7] 1988 erarbeitete ein Gremium ausgewählter Universitätsprofessoren einen klaren Definitionskatalog und beschloss, Functional Food zu legalisieren.[8] Seit 1991 vergibt das Gesundheitsministerium das Prädikat FOSHU (Food for Specified Health Use, Lebensmittel mit spezifiziertem Gesundheitsnutzen), wenn ein Produkt ein genau definiertes wissenschaftliches Zulassungsverfahren erfolgreich durchlaufen hat. Auf der sicheren Seite ist der Verbraucher deshalb aber noch lange nicht. In einer umfassenden Studie vergleicht das amerikanische „Center for Science in the Public Interest" (CSPI) den Functional-Food-Markt in Japan, Amerika und Großbritannien und attestiert auch dem japanischen System erhebliche Schwächen: Zwischen 1991 und 1998 haben sich nur 126 Produkte als FOSHU qualifiziert. Gleichzeitig drängten aber schätzungsweise eintausend andere Functional Foods auf den Markt – die tragen zwar das Prädikat FOSHU nicht, machen aber dennoch gesundheitsbezogene Aussagen und damit Kasse.

Experten arbeiten auch in Europa daran, Definitionen für Functional Food zu finden. Seit Anfang der 90er Jahre beschäftigen sich Wissenschaftler mit funktionellen Lebensmitteln, seit 1995 arbeitet eine Kommission an Kriterien für die Beurteilung solcher Produkte. Großbritannien dient der bereits erwähnten CSPI-Studie als Beispiel dafür, was geschehen kann, wenn die Lebensmittelindustrie ihre Produkte ohne klare gesetzliche Regelungen

---

6   Wiebke Franz (Anm. 1), S. 24
7   Funktionelle Lebensmittel. Gesundheit aus dem Supermarkt?, Hrsg. Auswertungs- und Informationsdienst für Ernährung, Landwirtschaft und Forsten (aid) e. V., Bonn 1999
8   Functional Foods – Was sind die Fakten? (Anm. 5)

vermarkten darf: Die „Advertising Standards Authority", ein Zusammenschluss von Werbetreibenden, Agenturen und Verlagen, nimmt in Großbritannien Werbung für Functional Food kritisch unter die Lupe. In den letzten vier Jahren veröffentlichte diese Organisation jeden Monat eine Beschwerde gegen Werbekampagnen für Functional-Food-Produkte, weil diese unhaltbare Versprechungen gemacht hatten.[9]

Wie schon bei den Nahrungsergänzungsmitteln, so offenbart sich bei Functional Food ein zentrales Problem: Nicht immer sind die Behauptungen der Lebensmittelindustrie wissenschaftlich abgesichert, nicht selten, so das Urteil von Experten, sind die Hersteller der Forschung mit ihren Versprechen weit voraus.[10] Auch die amerikanische CSPI-Studie kommt zu einem ernüchternden Schluss: Wenn es den verschiedenen Regierungen nicht gelingt, eindeutige Regelwerke für die neuen Lebensmittel zu schaffen und die Einhaltung dieser Vorschriften auch zu kontrollieren, werde Functional Food zur „Quacksalberei des 21. Jahrhunderts".[11]

Aber selbst in den Fällen, in denen Functional Food den Verbraucher nicht täuscht und einen wissenschaftlich abgesicherten Zusatznutzen bietet, haben Kritiker einiges gegen die neuen Lebensmittel ins Feld zu führen. Zunächst einmal sollten sie generell nicht überschätzt werden: Der Beitrag,

---

9   Functional Foods: Public Health Boon or 21st Century Quackery?, Center for Science in the Public Interest, Washington/USA
10  Stephanie Czajka: Functional Food – besser als die Natur?, Münchner Medizinische Wochenschrift 46/1998, S. 12
11  Functional Foods: Public Health Boon or 21st Century Quackery? (Anm. 9)

## Zauberwort Biotics: Was hinter pro-, pre- und synbiotischen Lebensmitteln steckt

Der Renner auf dem Sektor der Functional Foods sind die Probiotika: Lebensmittel, die mit probiotischen Milchsäurebakterien angereichert wurden. Solche Milchsäurebakterien sind angeblich widerstandsfähig gegen Magen- und Gallensäuren und kommen deshalb lebend im menschlichen Darm an. Hier sollen sie sich dann ansiedeln und zusammen mit den dort ansässigen positiven Bakterien ihre gesundheitsfördernde Wirkung entfalten, für Wohlbefinden sorgen und die körpereigene Widerstandskraft unterstützen. Beispiele sind Joghurts, Milchmischgetränke,

Fruchtsäfte, Käse, Butter, Speiseeis, Müsli und sogar Salami. Es gibt außerdem Joghurts, denen neben den probiotischen Kulturen Substanzen wie Johanniskraut, Melisse oder Weißdorn zugesetzt werden.

Sechs von zehn Erwachsenen halten probiotische Lebensmittel für sinnvoll, so die Studie „Food Trends 1998" der Gesellschaft für Konsumforschung (GfK). Insbesondere Jugendliche, Aufsteiger und Hausfrauen aus der Mittelschicht schätzen Lactobacillus und andere Milchsäurebakterien.

Prebiotika hingegen sind Lebensmittel wie Joghurt, Müsli und Margarine, denen spezielle Ballaststoffe zugesetzt werden. Diese unverdaulichen Substanzen fördern gezielt das Wachstum der gesunden Darmbakterien und tragen so zu einer ausgewogenen Darmflora bei. Die prebiotischen Ballaststoffe wie Inulin und Oligofructose sind – völlig natürlich und ohne Zutun der Nahrungsmittelindustrie – in mehreren zehntausend Pflanzenarten enthalten. Inulin steckt zum Beispiel in Artischocken, Spargel, Schwarzwurzeln, Lauch, Zwiebeln und Knoblauch. Die Industrie gewinnt Inulin aus der Zichorie.

Sind in einem Lebensmittel gleichzeitig probiotische Milchsäurebakterien und prebiotische Ballaststoffe eingebaut, dann spricht man von synbiotischen Lebensmitteln.

Was ist nun dran an den Versprechungen der Lebensmittelindustrie: Sind derartige Lebensmittel der Jungbrunnen, als der sie angepriesen werden? Klar ist, dass die ausgelobten Wirkungen nicht alle wissenschaftlich belegt sind. Als gesichert gilt aber wohl, dass sie die Verträglichkeit gegenüber Milchzucker erhöhen, das Immunsystem positiv beeinflussen und bestimmten Durchfallerkrankungen vorbeugen bzw. deren Dauer verkürzen können.

Dazu sind jedoch auch die herkömmlichen Milchsäurebakterien in der Lage – wenn auch in geringerem Maße. Manche Ernährungswissenschaftler stellen deshalb in Abrede, dass es sich bei den probiotischen Joghurts um ein absolutes Novum handelt: Von den bekannten Bakterien erreichen maximal 30 Prozent den Dünndarm lebend, von den neuen sind es gerade mal bis zu 10 Prozent mehr.

Ein Problem der bisherigen Studien scheint zu sein, dass sie überwiegend an erkrankten Personen durchgeführt wurden. Inwieweit sich die Studienergebnisse auf gesunde Menschen übertragen lassen – also ihr Anspruch, vorbeugend zu wirken, gerechtfertigt ist – bleibt umstritten. Manche Kritiker führen auch ins Feld, dass die gesundheitliche Unbedenklichkeit für alle Bevölkerungsgruppen nicht hinreichend geklärt sei und eine Überstimulierung des Immunsystems nicht ausgeschlossen werden könne. Ernährungswissenschaftler merken außerdem an, dass die Keime, die in den Darm gelangen, auf Dauer nicht in der Lage sind, sich in sein sehr stabiles Ökosystem einzufügen. Gleichzeitig zeigt sich: Stehen die präbiotischen Joghurts nicht mehr regelmäßig auf dem Speiseplan, nimmt die Zahl der Milchsäurebakterien im Stuhl kontinuierlich ab.

den sie zur Erhaltung und Verbesserung der Gesundheit bzw. zur Prävention von ernährungsbedingten Krankheiten leisten können, muss immer vor dem Hintergrund der Gesamternährung eines Menschen und seiner übrigen Risikofaktoren wie Rauchen, Trinken, Übergewicht, mangelnde Bewegung etc. gesehen werden. Ein Functional Food pro Tag wird eine ungesunde Lebensweise niemals ausgleichen können.

Ein immer wieder genanntes Argument der Functional-Food-Kritiker ist der Umstand, dass es relativ umweltbelastend ist, solche Lebensmittel herzustellen. So müssen zum Beispiel die Ballaststoffe, die in prebiotischen Lebensmitteln stecken, aufwendig aus Zichorienwurzeln isoliert werden. Das kostet viel Energie, zudem fällt zu entsorgendes Abwasser an. Die preiswerte, umweltschonende Alternative: einfach mehr ballaststoffreiche Lebensmittel verzehren. Experten halten es zudem für fragwürdig, stark verarbeitete Lebensmittel wie Eis und Süßwaren mit Milchsäurebakterien oder Ballaststoffen anzureichern. Ernährungsphysiologisch unsinnige Produkte werden so scheinbar aufgewertet, einem ungünstigen Ernährungsverhalten wird der Weg bereitet. Pommes und ein probiotischer Drink, um nur ein Beispiel zu nennen, sind eben nicht so wertvoll wie Pellkartoffeln mit Quark: Zu viel Fett, zu wenig Vitamine und ein zu hoher Energieaufwand bei der Herstellung schlagen negativ zu Buche.

Gerade Kinder werden – sehr zum Ärger von Ernährungswissenschaftlern und Verbraucherschützern – von der Industrie mit speziellem Functional Food umworben. Wenn der Nachwuchs den Tag schon mit vitaminisierten Frühstücksflocken beginnt, dazu einen mit Vitaminen angereicherten Saft trinkt, später den aufgepeppten Joghurt isst, dazu noch Bonbons und Kekse aus der Functional-Food-Ecke – dann könnte die Vitaminzufuhr völlig außer Kontrolle geraten. Die Eltern glauben zwar, ihr Kind esse gesund, in Wahrheit fehlen ihm aber zum Beispiel Eiweiß und Ballaststoffe. Ganz zu schweigen davon, dass gerade Functional Food für Kinder häufig viel zu viel Zucker und Fett enthält.[12] Verbraucherverbände weisen außerdem darauf hin, dass in den vielfach überteuerten Produkten oft mehr Emulgatoren, Farb- und Konservierungsstoffe eingesetzt werden als in herkömmlichen Lebensmitteln.[13]

[12] Silke Biester, Balanceakt, Lebensmittel Zeitung Spezial „Wellness", 2/1998, S. 32
[13] Kinderlebensmittel: Überflüssig und überteuert, Verbraucherpolitische Korrespondenz, Hrsg. Arbeitsgemeinschaft der Verbraucherverbände, Bonn, Nr. 9, 27. April 1999

Ein weiterer Kritikpunkt unabhängiger Experten: Das ganze Werbe- und Presse-Tamtam um Functional Food könnte beim Verbraucher den Eindruck entstehen lassen, dass es gar nicht mehr möglich sei, sich ohne derartige Lebensmittel gesund zu ernähren – was natürlich grundsätzlich nicht stimmt. Nur ein Beispiel dafür, dass herkömmliche Produkte den neuen durchaus überlegen sein können: Nach Angaben des Auswertungs- und Informationsdienstes für Ernährung, Landwirtschaft und Forsten (aid) ergab eine Studie, dass die antioxidative Aktivität von ACE-Säften im Vergleich zu üblichen Fruchtsäften gar nicht so hoch ist. Schon ein ganz normaler Orangensaft enthielt mehr Antioxidantien als die aufgepeppten funktionellen Getränke.[14] Gesunde Ernährung ist auch ohne Functional Food möglich, da sind sich Ernährungswissenschaftler einig, und sehr viel preisgünstiger ist diese Kost außerdem.

Ein anderer Einwand von Ernährungswissenschaftlern: Ein einzelner Inhaltsstoff, zum Beispiel ein Vitamin, das einem Lebensmittel zugesetzt wird, kann nie die Nährstofffülle des ursprünglichen Lebensmittels bieten. Genau aus diesem Grund geht die Forschung noch einen Schritt weiter: Statt Lebensmitteln einzelne Stoffe zuzusetzen, will man mit Hilfe der Biotechnologie gleich bestimmte Lebensmittel selbst optimieren. Natürliche Substanzen wirken häufig besser als die industriell hergestellten Imitate – das zeigte sich immer wieder, etwa am Beispiel Vitamin E. Was heute noch wie Zukunftsmusik klingen mag, macht deutlich, dass das im Moment auf dem Markt befindliche Functional Food erst den Ausgangspunkt einer Entwicklung mit ungeahnten Möglichkeiten darstellt – einer Entwicklung, die die Grenzen zwischen Nahrungsmittel und Medizin immer unschärfer werden lässt:

Um die Aufnahme der wertvollen sekundären Pflanzenstoffe zu verbessern, will man Pflanzen, etwa Kartoffeln oder Tomaten, auf gentechnischem und pflanzenzüchterischem Weg so verändern, dass sie größere Mengen dieser Inhaltsstoffe liefern.

Eine gentechnische Veränderung von Getreidesorten wie Weizen, Roggen und Gerste könnte Zöliakie-Kranken das Leben künftig erleichtern: Wer unter Zöliakie, einer schweren Stoffwechselstörung, leidet, verträgt Gluten nicht, einen Eiweißstoff in Getreide. Weil sich dieser Stoff nicht einfach aus dem Getreide entfernen lässt, müssen Erkrankte ein Leben lang eine Spezial-

---

14 Funktionelle Lebensmittel. Gesundheit aus dem Supermarkt? (Anm. 7)

diät einhalten. In einigen Jahren könnte den Forschern die gentechnische Veränderung des Getreides gelungen sein.

In einem Interview mit der Zeitschrift „Focus" äußerte sich der Marketingsprecher der DuPont-Tochter PTI zu den Milliarden-Investitionen seines Unternehmens in die Biotechnologie: „Wir investieren in den größten Markt der Zukunft", wird der Sprecher zitiert. „Ich bin davon überzeugt, dass in wenigen Jahren mehr als zwei Drittel aller Nahrungsmittel, die im Supermarkt stehen, biotechnologisch verbessert wurden."[15] In seinen Augen braucht sich der, der seine Ernährung auf Functional Food umstellt, keine Sorgen mehr um die Ausgewogenheit seiner Mahlzeiten zu machen. Ob diese kühne Vision Wahrheit wird, sei dahingestellt. Dass all jene, die sich ein vermeintliches Plus für die Gesundheit gönnen wollen, künftig aber häufiger zu Functional Food als beispielsweise zu Nahrungsergänzungsmitteln greifen werden, ist sehr wahrscheinlich. Anders als Nahrungsergänzungsmittel, denen aufgrund ihrer an Medikamente erinnernden Form etwas Artifizielles anhaftet, wirkt Functional Food nicht unnatürlich: Es sind echte Lebensmittel, und sie schmecken meist auch noch gut. Schlemmen statt schlucken – das wird in Zukunft für immer mehr Verbraucher ganz sicher zur Maxime werden.

---

[15] Annette Schipprack, Sojachips gegen Herzinfarkt, Focus, 26/1998, S. 134

# Fast Food contra Frischkost: Was in Deutschland auf den Teller kommt

Die Imbissbude bekommt Konkurrenz, meldete die Zeitschrift „Wirtschaftswoche" im März 1999: Ein Schweizer Unternehmen wolle in Deutschland Pommes aus dem Automaten anbieten. Nur etwa 30 Sekunden müsse der Kunde warten, bevor der Automat aus Kartoffelpulver die begehrten fettigen Stäbchen gezaubert habe.[1]

Pommes frites und anderes Fast Food wie Gyros, Döner oder die heimische Currywurst stehen auf der Beliebtheitsskala ganz oben. 60 Prozent aller außer Haus genossenen Mahlzeiten bestehen aus Hamburgern und Pommes, so eine repräsentative Umfrage des Marktforschungsinstitutes Taylor Nelson in 16 europäischen Staaten.[2]

Was hat Fast Food mit Nahrungsergänzungsmitteln zu tun? Die Antwort ist ganz einfach: Um beurteilen zu können, ob die Deutschen Vitamine und andere Substanzen aus der Pillenschachtel tatsächlich brauchen, muss man wissen, wie sie sich ernähren. Besonders interessant in diesem Zusammenhang ist der jährliche Ernährungsbericht der Deutschen Gesellschaft für Ernährung (DGE). Die obersten deutschen Ernährungswächter schauen uns regelmäßig auf den Teller, um zu sehen, ob wir ihre Ratschläge in Sachen gesunde Ernährung tatsächlich befolgen.

Verzehren wir fünfmal am Tag Obst und Gemüse? Verwenden wir wenig Zucker, Fleisch, Fett und Salz und bevorzugen Getreideprodukte, Fisch, Geflügel, pflanzliche Fette und Kräuter? Ernähren wir uns ausgewogen, oder können wir Vitamine und anderen Substanzen in Form von Nahrungsergänzungsmitteln tatsächlich gut gebrauchen? Die DGE in ihrem Ernährungsbericht 1996:[3]

■ Die Deutschen nehmen generell noch immer zu viel tierisches Fett und Eiweiß und damit auch zu viel arterienschädigendes Cholesterin und gesättigte Fettsäuren zu sich – was angesichts der vorgenannten Vorliebe für Fast Food auch nicht weiter verwundert. Dieses Ergebnis wird übri-

---

[1] Pommes aus dem Automaten, Wirtschaftswoche 10/1999, S. 89

[2] Deutsche gehen gerne essen, Lebensmittel & Recht, 5/1998, S. 39

[3] Essen und Trinken in Deutschland, Kurzfassung des Ernährungsberichts 1996 der Deutschen Gesellschaft für Ernährung in Zusammenarbeit mit dem Auswertungs- und Informationsdienst für Ernährung, Landwirtschaft und Forsten (aid) e. V., Bonn 1998

gens vom Ernährungssurvey '98 des Robert-Koch-Institutes gestützt: Zu viel Fett und Eiweiß heißt auch hier die Diagnose nach Befragung von über 4000 Personen.[4]

- ■ Positiv jedoch: Wir essen heute mehr pflanzliche Lebensmittel – vor allem der Verbrauch an frischem Obst hat deutlich zugenommen – und weniger Fleisch als noch in den 70er und 80er Jahren.
- ■ Auch den gestiegenen Verbrauch an Geflügelfleisch und Fisch registrieren die Ernährungswissenschaftler mit Wohlwollen.
- ■ Zucker wird weniger verzehrt; das freut die Zähne, die Figur – und die Ernährungsexperten
- ■ Der Ernährungs-Anteil an Kohlenhydraten und Ballaststoffen ist noch immer zu gering.

Aber nicht nur die DGE, auch andere unabhängige Institute und natürlich die Industrie beleuchten in zahlreichen Untersuchungen die Verzehrgewohnheiten der Deutschen. Hier einige Ergebnisse:

**Senioren auf dem Gesundheitstrip:** Dass Gesundheit und Gesundheitsprodukte für mehr als die Hälfte aller Menschen über 50 Jahren Thema Nummer eins sind, leuchtet ein. Dass dazu mit zunehmendem Alter aber auch der Verzicht aufs Schlemmen gehört, erstaunt schon eher. Nach einer Studie im Auftrag der Werber-Fachzeitschrift „Werben & Verkaufen" gönnt sich bei den 50- bis 60-Jährigen noch 35 Prozent gelegentlich ein Schlemmermahl, bei den über 70-Jährigen ist es dann nur noch jeder Fünfte. In einem Punkt sind sich aber alle jenseits der 50 einig: Fertiggerichte sind nicht nach ihrem Gusto. Nur 14 Prozent greifen ab und zu zur Tütensuppe oder Raviolidose, die große Mehrheit bevorzugt frisch zubereitete Kost.[5]

**Weniger Fritten für den Nachwuchs:** Nur an drei oder weniger Tagen im Monat greifen Jugendliche zu Fast Food, so eine Studie von Infratest für die Centrale Marketinggesellschaft der Deutschen Agrarwirtschaft (CMA). Dafür mögen junge Leute aber offensichtlich gern ein Stück Fleisch auf dem Teller: Haben sie die Wahl zwischen vegetarischen und Fleischgerichten, greifen sie bevorzugt zu Letzterem. Generell stoßen fettreiche Gerichte wie

---

4  Robert Koch-Institut, Epidemiologisches Bulletin, 23. April 1999
5  Senioren: Fertiggerichte sind verpönt, Gesundheit und Gesellschaft, Das AOK-Forum für Politik, Praxis und Wissenschaft 9/1998, S. 6

Pommes frites und Sahnejoghurt eher auf Zuspruch als fettarme wie Mager-
joghurt oder Salzkartoffeln.[6]

**Kids mögen Schokoriegel statt Obst:** Kinder essen schon lange nicht mehr
das, was auf den Tisch kommt – sie entscheiden selbst, was sie mögen und
was nicht. Und das ist nicht immer zu ihrem Besten: Nach einer Untersuchung zum Essverhalten von Kindern und Jugendlichen des Marktfor-
schungsunternehmens iconkids & youth verzichtet jedes sechste Kind auf
das so wichtige Frühstück. 34 Prozent der befragten Kinder essen nie Obst,
und als Zwischenmahlzeit sind Schokoriegel immer beliebter.[7]

**Fett steht hoch im Kurs:** Ein ähnlich ungünstiges Bild zeichnet das Forschungsinstitut für Kinderernährung (FKE), das seit 13 Jahren die
Ernährungsgewohnheiten von Kindern zwischen drei Monaten und 18 Jahren unter die Lupe nimmt. Aktuelle Ergebnisse: Kinder und Jugendliche verzehren zu viel Fett, zu viele gesättigte Fettsäuren, wenig mehrfach ungesättigte Fettsäuren und zu viel Zucker. Tierische Lebensmittel sind beliebter als
pflanzliche, fettreiche Fleisch- und Wurstwaren werden lieber verzehrt als
fettarme – und Vollkornprodukte verschmäht der Nachwuchs auch.[8, 9]

**Fit in Sachen Selbstbetrug:** Im Vergleich zu 1992 essen die Deutschen
heute mehr Schokolade, Chips und Erdnüsse – und versuchen dann, diese
Kalorienbomben mit Light-Nahrungsmitteln und Diät-Fertiggerichten zu
entschärfen. Zu diesem Ergebnis kommt die Verbraucheranalyse (VA) 1998.
Einige Kilos verlieren würden gern 40 Prozent aller Befragten, zwei Prozent
mehr als sechs Jahre zuvor. Anstrengen möchten sie sich dafür aber nicht:
Die sportlichen Aktivitäten der Deutschen nehmen tendenziell ab. Drei Viertel aller Befragten geben an, auf ihre Gesundheit zu achten, die Anzahl derer,
die besonders gesundheitsbewusst leben, ist aber leicht rückläufig. Kein
Wunder: Verwenden doch siebzig Prozent der Befragten regelmäßig Fix-Pro-
dukte, etwa für Frikadellen, Spaghetti-Saucen oder Chili.[10]

---

6   Informationsdienst Fleisch aus Deutschland, Hrsg. Centrale Marketinggesellschaft der
    deutschen Agrarwirtschaft mbH (CMA) Bonn, Ausgabe 1/1998
7   Margret Büning-Fesel: Kinder entscheiden selbst, was sie essen, Presseinformation des Aus-
    wertungs- und Informationsdienstes für Ernährung, Landwirtschaft und Forsten (aid) e. V.,
    12. November 1998, S. 5
8   Gesa Plath: Ernährungssituation von Kindern und Jugendlichen, Presseinformation des
    Auswertungs- und Informationsdienstes für Ernährung, Landwirtschaft und Forsten (aid)
    e. V., 15. April 1999, S. 5
9   Mathilde Kersting u. a.: Macronutient intake of 1 to 18 year old German children and ado-
    lescents, Zeitschrift für Ernährungswissenschaft 37/1998, S. 252
10  Lebensmittel & Recht, 6/1998, S. 6

Keine Zeit zum Frühstücken: Statt den Tag gemütlich zu beginnen, sind immer mehr Menschen schon morgens im Stress. Auf der Strecke bleibt die erste – und für Ernährungswissenschaftler wichtigste – Mahlzeit des Tages. Schon 37 Millionen Deutsche, so zitiert die „Wirtschaftswoche" ein Marktforschungsunternehmen, frühstücken unterwegs.[11]

Tradition, nein danke: Die Bedeutung traditioneller Essgewohnheiten nimmt in verschiedenen Ländern Europas ab – vor allem wochentags haben Convenience-Produkte Hochkonjunktur. Eine Untersuchung der Technischen Universität München-Weihenstephan zeigte, dass in Großbritannien, Frankreich, Spanien und Deutschland von 1960 bis 1989 der Verbrauch traditioneller Grundlebensmittel abnahm. Eine Analyse des Zeitraums zwischen 1987 und 1995 bestätigte die Verschiebung weg von billigen Grundnahrungsmitteln hin zu hochindustrialisierten Convenience-Produkten. Tiefkühlkost, Snacks, Fertigsaucen, -suppen und -desserts, wobei Trendprodukte mit Attributen wie „light" und „ohne Zusatzstoffe" sowie Functional Food besonders beliebt sind. Der Zeitfaktor spielt hierbei eine große Rolle, was sich auch darin widerspiegelt, dass sich europaweit ein Trend zum Außer-Haus-Verzehr abzeichnet. Lediglich am Wochenende, im Urlaub und an Feiertagen pflegen die Menschen in der Küche ihre Traditionen.[12]

---

[11] Wirtschaftswoche 20/1999, S. 104/105

[12] Dorothee Hahne: Ess- und Trinkgewohnheiten in Europa werden ähnlicher, Presseinformation des Auswertungs- und Informationsdienstes für Ernährung, Landwirtschaft und Forsten (aid) e. V., 17. September 1998, S. 3

## Wer gesund lebt, schluckt mehr

Vitamin- und Mineralstoffpillen sind vor allem ein Alibi für all jene, die sich zu fett, zu süß, schlicht zu unausgewogen ernähren: Eine Pille obendrauf geschluckt, und das schlechte Gewissen ist erst einmal besänftigt. Ein Vorurteil, das auf den einen oder anderen Vitaminfan zutreffen mag – verallgemeinern darf man es aber sicher nicht.

Die Brandenburger Ernährungs- und Krebsstudie, deren erste Ergebnisse 1997 vorlagen, zeigt deutlich: Menschen, die Vitamin-Pillen nehmen, leben in aller Regel nicht ungesünder, sondern gesünder als jene, die auf solche Präparate verzichten. (Die Studie unterschied übrigens nicht zwischen Nahrungsergänzungsmitteln und Arzneimitteln!)

Die Ergebnisse dieser Untersuchung – Bestandteil der „European Prospective Investigation into Cancer and Nutrition"-Studie mit insgesamt über 400.000 Teilnehmern – im Einzelnen: Signifikant häufiger nehmen Männer und Frauen Vitamin- und Mineralstoffsupplemente, wenn sie ein höheres Alter und eine qualifizierte Schulbildung haben. Auch Menschen, die ihre Ernährung in den letzten Jahren aufgrund gesundheitlicher Probleme wie Übergewicht, Bluthochdruck, Diabetes oder Allergien grundlegend umstellen mussten, nahmen solche Mittel häufiger als andere.

Weitere Charakteristika der Pillen-Schlucker: Sie beurteilten ihren Gesundheitszustand subjektiv als nicht zufriedenstellend und trieben regelmäßig Sport. Am interessantesten aber: Wer Mineralstoffe schluckte – bei Vitamintabletten war der Zusammenhang nicht ganz so ausgeprägt – nahm signifikant mehr Obst, Gemüse und andere wertvolle Lebensmittel mit Vitaminen, Mineral- und Ballaststoffen zu sich.

Nach Angaben der Forscher haben schon früher andere Studien aus dem In- und Ausland gezeigt, dass Verwender von Supplementen vorzugsweise weiblich und älter sind, über einen höheren Bildungsabschluss verfügen und sich generell gesundheitsbewusster ernähren und verhalten.[1]

Und damit zeigt diese Studie noch eines ganz deutlich: Wer die Effizienz von Vitamin- und Mineralstoffpräparaten beurteilen will, muss immer im Hinterkopf behalten, dass Menschen, die sie einnehmen, sich sowieso gesünder verhalten. Vielleicht sind es also oft gar nicht allein die Pillen, die die Menschen fit machen, sondern in erster Linie ihre gesunde Lebensweise...

Dieser Zusammenhang wird noch von einer anderen Untersuchung gestützt: Die Arbeitsgemeinschaft der Verbraucherverbände (AgV) ging der Frage nach, welche Motive Verbraucher haben, die probiotische Milchprodukte kaufen. Dabei wurde unter anderem deutlich, dass Menschen, die regelmäßig oder gar täglich probiotische Produkte konsumieren, sich vor allem hinsichtlich gesunder Ernährungsweise und gesunder Lebensführung signifikant von denen abheben, die diese Produkte nicht nachfragen. Die Probiotik-Konsumenten achten viel stärker auf Bio- oder Öko-Nahrungsmittel, sie bevorzugen frische, unverarbeitete Lebensmittel mit wenig Kalorien und nehmen auch wesentlich häufiger Nahrungsergänzungsmittel ein.[2]

[1]  K. Klipstein-Grobusch u. a.: Einfluss von Lebensstilfaktoren auf die Verwendung von Supplementen in der Brandenburger Ernährungs- und Krebsstudie, Zeitschrift für Ernährungswissenschaft, Band 37, Heft 1/1998, S. 38

[2]  Motive von Verbrauchern beim Kauf probiotischer Milchprodukte. Eine Untersuchung im Auftrag der Arbeitsgemeinschaft der Verbraucherverbände (AgV) e. V., Bonn 12/1998

**Obst ist der Gewinner:** Nach Angaben der Gesellschaft für Konsumforschung war Obst und Gemüse im Jahr 1998 die Produktgruppe mit den größten Umsatzsteigerungen. 4,1 Milliarden Mark mehr als im Vorjahr gaben die Deutschen für die gesunde Kost aus. Den größten Umsatz machen Supermärkte aber noch immer mit Fleisch und Wurstwaren – hier liegen die Zuwächse mit 3,9 Milliarden gegenüber 1997 nur knapp unter dem Grünzeug.

Was lässt sich aus all diesen Fakten ableiten? Obwohl die Menschen heute soviel Freizeit haben wie nie, soll ihr Hunger möglichst rasch und ohne großen Aufwand gestillt werden. Vorgefertigte, tiefgekühlte Produkte oder auch der Gang ins Restaurant werden deshalb immer beliebter – die Deutschen sind Europameister im Essengehen, so die schon erwähnte Umfrage von Taylor Nelson.

Die andere Erkenntnis: Zwar zeigen wir uns gern gesundheitsbewusst und sehr interessiert an entsprechenden Themen, leben aber nicht immer entsprechend. Bequemlichkeit sowie der gute Geschmack der Lebensmittel spielen eben auch eine ganz entscheidende Rolle – und Fett sowie Zucker sind nun einmal hervorragende Geschmacksträger.

Ernährungswissenschaftler geben zu, dass es trotz aller aufklärerischen Bemühungen nur langsam zu gelingen scheint, die Essgewohnheiten der Bevölkerung positiv zu ändern. Gleichzeitig werden sie nicht müde zu betonen, dass ein gesunder Mensch bei richtiger Lebensmittelauswahl und -zusammenstellung keine Vitaminpillen braucht und dass eine ausgewogene Ernährung dank ihrer Fülle bioaktiver Substanzen auch niemals durch Pillen ersetzt werden kann.

Aus diesen beiden Wahrheiten ergibt sich eine dritte: Zwar ist die Natur zur Zeit noch nicht zu schlagen, aber sehr viele Menschen ernähren sich nun einmal nicht so, wie sie sollten. Das, was bei uns Tag für Tag tatsächlich auf dem Teller landet, reicht für eine optimale Versorgung nicht immer aus.

Denn eine ungünstige Nahrungszusammenstellung kann die Versorgung mit verschiedenen Mikronährstoffen gefährden. Zwar sind schwerwiegende klinische Mangelerscheinungen in Deutschland nur noch die extreme Ausnahme, doch können leichtere Formen des Mangels durchaus auftreten. Sie äußern sich durch Leistungsschwäche und psychische Veränderungen wie Verstimmungen ocer Depressionen.[13]

---

13 Andreas Hahn: Nahrungsergänzungspräparate – sind sie wirklich notwendig?, Verband für Unabhängige Gesundheitsberatung Deutschland e. V. (UGB), UGB-Tagungsbericht 1998, S. 27

Auch der Ernährungsbericht der DGE muss feststellen: Trotz aller positiven Veränderungen ist die Ernährung in der breiten Bevölkerung längst nicht optimal. Das zeigt sich u.a. bei der Versorgung mit Vitaminen und Mineralstoffen:

- Keine Altersgruppe nimmt ausreichend Calcium zu sich.
- Magnesium ist Mangelware bei Jungen zwischen 15 und 18, bei Männern über 65 und bei Frauen ab 13 Jahren.
- Drei von vier Frauen nehmen täglich deutlich weniger Eisen auf als empfohlen (zu den empfohlenen Mengen aller Nährstoffe siehe das Kapitel: „Welche Nahrungsergänzungsmittel sind sinnvoll"). Besonders junge Mädchen sowie Frauen in den Wechseljahren sind betroffen.
- Fast alle Menschen in Deutschland sind mit Jod unterversorgt. Das bestätigt auch eine Untersuchung des Forschungsinstitutes für Kinderernährung, nach der die durchschnittliche Jodzufuhr mit etwa 120 Mikrogramm täglich nach wie vor unzureichend ist – obwohl sich die Situation im Vergleich zu früheren Jahren erheblich verbessert habe.[14]
- Mädchen und Frauen aller Altersgruppen bekommen weniger Vitamin E als von der DGE empfohlen – auch bei den Männern erreichen zu wenige die erwünschten Werte.
- Die Versorgung mit Betacarotin, Vitamin C, Vitamin A und Folsäure wird für weite Teile der Bevölkerung ebenfalls als kritisch bewertet.

Viele Menschen sind also offenkundig unterversorgt. Und daran ist nicht nur falsche Ernährung schuld: Auch bestimmte Lebenssituationen können eine Mangelversorgung mit sich bringen, denn wer großer körperlicher Belastung ausgesetzt oder krank ist, braucht mehr Nährstoffe als ein Gesunder. Gefährdet sind vor allem diese Bevölkerungsgruppen:

- Schwangere
- Stillende
- Raucher
- Menschen, die sich einer Schlankheitskur unterziehen
- Chronisch Kranke
- Senioren
- Jugendliche
- Hochleistungssportler.

---

[14] Jod-Monitoring 1996, Forschungsinstitut für Kinderernährung, Dortmund, im Auftrag des Bundesministeriums für Gesundheit, Hrsg. Arbeitskreis Jodmangel, April 1999

Für diese Personengruppen sind Nahrungsergänzungsmittel unter Umständen sinnvoll, da sie Gesundheitsrisiken entgegenwirken können. Es ist jedoch in jedem Fall ratsam, den tatsächlichen Bedarf mit einem Fachmann – Arzt, Apotheker, Ernährungsberater – abzustimmen und dann gezielt statt nach dem Gießkannenprinzip die Nährstoffe zuzuführen, an denen es tatsächlich mangelt (siehe auch S. 137 „Achtung, Risiko! Wer ein Extra brauchen kann").

Nahrungsergänzungsmitteln wird außerdem bei der Prävention solcher Krankheiten eine immer größere Rolle zugebilligt, die durch die so genannten freien Sauerstoffradikale ausgelöst oder mitbedingt werden – wie Arteriosklerose und Krebs. Es zeichnet sich ab, dass die Aufnahme höherer Dosen antioxidativer Substanzen das Risiko für solche Erkrankungen vermindern könnte. Genaue Empfehlungen für die erforderlichen Nährstoffmengen liegen jedoch noch nicht vor (siehe auch S. 142 „Mit Antioxidantien gegen Herzinfarkt und Krebs?").

## Können die Pillen schaden?

In den vorangegangenen Kapiteln zeigte sich, dass viele Nahrungsergänzungsmittel zwar als potente Wundermittel angepriesen werden, in Wirklichkeit aber über keine nennenswerte Wirkung verfügen. Ist da die Frage, ob sie möglicherweise Schaden verursachen können, überhaupt angebracht? Kann man sich eine Nebenwirkung ohne Wirkung vorstellen?

Diese Frage lässt sich ebenso wenig pauschal beantworten, wie alle Nahrungsergänzungsmittel als völlig wirkungslos und unsinnig abqualifiziert werden dürfen.

Der Begriff „Nebenwirkung" wird üblicherweise im Zusammenhang mit Arzneimitteln benutzt – Medikamente greifen in die biochemischen Prozesse des Organismus ein und können deshalb neben den erwünschten auch unerwünschte Wirkungen oder eben Nebenwirkungen haben. Ist das bei Nahrungsergänzungsmitteln, bei Lebensmitteln also, überhaupt denkbar?

Die Dosis macht das Gift, lautet eine Erkenntnis des Arztes Paracelsus, und jeder, der schon einmal ein Kilo – an sich völlig harmloser – Pflaumen verzehrt hat, weiß ziemlich genau, was damit gemeint ist. Alles kann theoretisch schaden, wenn man es im Übermaß genießt – sogar Lebensmittel und damit eben auch Nahrungsergänzungsmittel. Werden die Dosierungshinweise beachtet, dann dürfen Nahrungsergänzungsmittel allerdings keine Nebenwirkungen im klassischen Sinne haben – hätten sie sie doch, wären sie eindeutig Arzneimittel, der Hersteller bräuchte eine amtliche Zulassung für sein Produkt und müsste im Beipackzettel auf mögliche Risiken und Nebenwirkungen hinweisen.

Ob der Verbraucher sich allerdings darauf verlassen kann, dass ein Nahrungsergänzungsmittel tatsächlich keine Nebenwirkungen hat, ist im Einzelfall fraglich. Da für diese Produkte keine aufwendigen Wirksamkeits- und Unbedenklichkeitsnachweise verlangt werden, ist dem Missbrauch Tür und Tor geöffnet. Die für dubiose Pillen und Pülverchen benötigten Ausgangsstoffe werden oft zu Dumpingpreisen im Ausland – besonders in verschiedenen asiatischen Ländern – angeboten und von kleinen Herstellern auch gern gekauft und verwendet. Es kann, so Arzneimittelexperten, nicht ausgeschlossen werden, dass diese Rohstoffe eventuell verunreinigt oder verfälscht sind. Und das bringt eindeutig eine mögliche Gesundheitsgefährdung mit sich.[1]

---

[1] Brigitte Wörner: Problematik der Nahrungsergänzungsmittel – Abgrenzung zu Arzneimitteln, Bundesgesundheitsblatt 8/1996, S. 304

Immer wieder werden Fälle bekannt, in denen zum Beispiel Frauen auf fragwürdige Abspeckhilfen vertrauen und schwere Nierenleiden davontragen oder ihren Diätwahn gar mit dem Leben bezahlen müssen – so geschehen zum Beispiel in Belgien mit einem tibetischen Schlankheitsmittel.[2]

Aber auch für den Kunden, der seriöse Produkte namhafter Hersteller wählt, ist die Frage nach einem möglichen Schaden durch Nahrungsergänzungsmittel noch nicht ganz vom Tisch. Vor allem Vitaminpräparate sind in jüngster Zeit immer wieder ins Gerede gekommen, wenn von möglichen Schädigungen durch Pillen und Kapseln die Rede ist. Nahrungsergänzungsmittel dürfen Vitamine nur in geringen Dosierungen anbieten: Wenn ein Präparat die dreifache Menge der von der Deutschen Gesellschaft für Ernährung (DGE) empfohlenen Tagesdosis enthält, ist es automatisch ein Medikament. Der eingebaute Sicherheitsabstand ist also relativ groß – immer vorausgesetzt, der Konsument hält sich an die Einnahmeempfehlung.

Auf der sicheren Seite ist der Verbraucher noch aus einem anderen Grund: Bei den meisten Nährstoffen passiert auch dann nichts, wenn man deutlich mehr davon zu sich nimmt, als man eigentlich benötigt. Diese Nährstoffe verfügen über das, was Experten einen „breiten Indifferenzbereich" nennen: Innerhalb dieses Bereiches bringt das Vitamin-Plus nichts – schaden tut es aber auch nicht. Der Körper nimmt den Überschuss entweder einfach nicht vollständig auf, speichert ihn in höherem Maße als sonst, baut mehr davon ab oder scheidet ihn verstärkt aus. Überdosierungen sind also nicht zu erwarten.[3]

Dennoch sollte jeder, der regelmäßig Vitaminpräparate einnimmt, einige Fakten kennen: Neueste Untersuchungen legen die Schlussfolgerung nahe, dass bei einigen Vitaminen der nützliche, gesundheitsfördernde Effekt ins Gegenteil umschlagen kann – bei exakt welcher Dosierung, das ist in Einzelfällen noch strittig.

■ Die Teilnehmer einer englischen Studie erhielten 500 Milligramm Vitamin C täglich (von der DGE empfohlen: 75 Milligramm täglich). Ergebnis: Das Erbgutmolekül DNS veränderte sich – was allerdings noch nichts darüber aussagt, ob die Menschen nun einen Schaden nehmen oder krank werden.[4]

---

2   Kurt Langbein u. a.: Bittere Pillen, Verlag Kiepenheuer und Witsch, Köln 1999, S. 969
3   Andreas Hahn u. a.: Nahrungsergänzungsmittel – Möglichkeiten und Grenzen, Deutsche Apotheker Zeitung 25/1999, S. 34
4   Vitamin C schädigt Lymphozell-Erbgut bei Menschen, Ärzte Zeitung 9. April 1998

■ Eine finnische wie auch eine amerikanische Studie konnten zeigen, dass das wegen seiner antioxidativen und damit zellschützenden und krebsvorbeugenden Wirkung vielgepriesene Betacarotin in hohen Dosen bei Rauchern eine fatale Wirkung hat: Ihr Risiko, einen Lungentumor zu entwickeln, erhöht sich um ein Vielfaches.

■ Bei den fettlöslichen Vitaminen A und D ist ein schädigender Effekt schon länger bekannt: Schwangeren wird davon abgeraten, die Vitamin-A-reiche Leber zu essen, da das Ungeborene geschädigt werden könnte. Ein Zuviel an Vitamin D kann zu einer Überschwemmung des Körpers mit Calcium führen. Mögliche Folgen sind unter anderen Herzrhythmusstörungen und Arterienverkalkung.[5]

Vitamine sind also nicht für jeden und nicht in jeder Dosierung ein Plus für die Gesundheit. Wer wahllos zu viele Pillen schluckt, könnte seiner Gesundheit auch mit den gering dosierten Nahrungsergänzungsmitteln möglicherweise einen Bärendienst erweisen.

Für kritisch halten Experten auch die Verwendung solcher Substanzen in Nahrungsergänzungsmitteln, über die bislang noch relativ wenig bekannt ist. Dazu zählen insbesondere die sekundären Pflanzenstoffe. Nach Einschätzung von Ernährungswissenschaftlern sollten sekundäre Pflanzenstoffe nur in solchen Mengen in Nahrungsergänzungsmittel eingebaut werden, die man auch mit einer üblichen Ernährung zu sich nehmen könnte. Dies gilt umso mehr, wenn man bedenkt, dass die Substanzen in isolierter Form für den Organismus besser verfügbar sind als in ihrer natürlichen Vorkommensweise in Gemüse oder Obst.

Vitaminierte Lebensmittel und Functional Food werfen noch eine weitere Problematik auf. Experten beklagen immer wieder die Differenz zwischen der in Säften oder Bonbons deklarierten Vitaminmenge und der Menge, die tatsächlich in dem Lebensmittel enthalten ist. Solche Schwankungen sind offenbar üblich: Über- und Unterdosierungen bis zu 50 Prozent der deklarierten Inhaltsstoffe sind zwar nicht durch Vorschriften gedeckt, aber dennoch keine Seltenheit. Der Gesetzgeber hat zulässige Toleranzen noch nicht abschließend festgelegt. Für den Verbraucher bleibt die Ungewissheit, ob er mit solchen Produkten zu viel oder zu wenig Vitamine zu sich nimmt.

---

5  Bruno Müller-Oerlinghausen u. a.: Handbuch der unerwünschten Arzneimittelwirkungen, Urban & Fischer Verlag, München 1999, S. 494

Anders als bei Nahrungsergänzungsmitteln, die nur sehr geringfügigen Schwankungen unterliegen, kann er es bei Functional Food nicht kontrollieren – er wird in gewisser Weise irregeführt.

Der Grund für diese Ungenauigkeiten ist leicht erklärbar: Ein Lebensmittel wie etwa ein Multivitaminsaft verändert sich innerhalb des angegebenen Haltbarkeitszeitraumes: So baut sich beispielsweise Vitamin C im Laufe der Zeit ab – also wird vorsichtshalber ein „Sicherheitszuschlag" einkalkuliert. Die Zeitschrift Öko-Test fand bei einer Analyse von 21 Multivitaminsäften heraus, dass manche Getränke die auf dem Etikett angegebene Vitamin-C-Menge um 20 bis 40 Prozent überschritten. Laut Gesetzgeber dürfen die Produkte in der Tat dreimal soviel Vitamine enthalten, wie die DGE einem Erwachsenen täglich empfiehlt.[6]

Wer seine Ernährung mit Vitaminen oder anderen in Nahrungsergänzungsmitteln enthaltenen Substanzen aufwerten will, sollte sich darüber im Klaren sein, dass keine Studie der Welt belegen kann, wie die Fülle aller ohnehin in Fertig-Lebensmitteln enthaltenen Zusatz-, Hilfs-, Fettersatz-, Süß- und Farbstoffen mit probiotischen und prebiotischen Substanzen, mit künstlichen Vitaminen und anderen Zusätzen zusammenwirken. Für den Gesunden – man kann es gar nicht oft genug wiederholen! – reicht die ausgewogene Ernährung mit viel Obst, Gemüse und Ballaststoffen, mit wenig tierischem Fett, wenig Fleisch und Zucker.

Und wer das Gefühl hat, immer schlapp und müde zu sein – und einfach ein paar zusätzliche Vitamine oder ein Aufbaumittel zu brauchen, der spricht am sinnvollsten mit seinem Apotheker oder schildert die Symptome seinem Arzt. Eine Laboruntersuchung zeigt zweifelsfrei, ob und wenn ja welche Stoffe fehlen. Die können dann ganz gezielt ersetzt werden.

Aber nicht nur rein physiologische Vorgänge sind bei der Frage nach möglichen Nebenwirkungen bedeutsam – die Psyche spielt ebenfalls eine wichtige Rolle. So können auch völlig wirkungslose Pillen einen Effekt haben – den so genannten Placebo-Effekt (siehe S. 132 „Auch Placebos haben eine Wirkung"). Denn wer davon überzeugt ist, sich mit einem Mittel Gutes zu tun, bei dem wirkt es häufig auch: Die Wirkung stimmt mit der Wirkungserwartung überein. Macht doch nichts, könnte man denken – was zählt, ist schließlich das Ergebnis. Die Einnahme des in Wahrheit ungeeigneten Mittels wiegt den Patienten jedoch in der trügerischen Sicherheit, sich

---

6  Multivitaminsäfte im Test, Kostproben, Sendung vom 1. Februar 1999 im WDR-Fernsehen

besser zu fühlen. Hat er tatsächlich ein gesundheitliches Problem und nicht nur ein subjektiv empfundenes, „eingebildetes", werden Symptome verschleppt oder gar nicht erst entdeckt, weil er sich ja nicht mehr an einen Experten wenden zu müssen glaubt. Auch diese Entwicklung ist in gewisser Weise einer Nebenwirkung vergleichbar.

Noch eine andere eher im psychologischen Bereich angesiedelte Nebenwirkung sollte nicht unerwähnt bleiben. Wer zu der Erkenntnis gelangt, ein nicht besonders gesundes Leben zu führen, hat mehrere Möglichkeiten. Er kann seine Lebensweise ändern: Das Rauchen einstellen, ein bisschen Sport treiben, mehr auf eine ausgewogene Ernährung achten und eventuell ein paar Pfund abspecken. Diese aktive Form der Problembewältigung kostet ein wenig Mühe, aber sie lohnt sich. Unsere moderne Gesellschaft bietet aber auch scheinbar leichtere Lösungen an: Weiterrauchen und Raucher-Vitamine schlucken, tagaus, tagein im Sessel und auf dem Bürostuhl sitzen, dafür aber ein Schlankheitsmittel einnehmen, nach wie vor Fertiggerichte und Fast Food essen und dazu ein paar Extra-Vitamine schlucken – das ist die passive Problembewältigung.

Die Fülle der heute verfügbaren Nahrungsergänzungsmittel verführt dazu, sich an leicht konsumierbare Hilfsmittel zu halten – mit der eigenen Persönlichkeit, mit dem Gefühl dafür, was für einen selbst gut oder schlecht ist, hat das nicht mehr viel zu tun. Besonders fragwürdig wird diese Haltung, wenn man an die Kinder denkt, die in einer derart ausgerichteten Gesellschaft aufwachsen und für die aktives Handeln immer unattraktiver wird. Gesundheit wird zum Konsumgut: Eine Nebenwirkung, die nicht ausschließlich auf das Konto der Nahrungsergänzungsmittel geht, aber doch eine, zu der sie in einem nicht unerheblichen Maße beitragen.

# Auch Placebos haben eine Wirkung

Pillen und Kapseln können auch dann helfen, wenn sie keinerlei Wirkstoffe enthalten: Allein der Glaube an eine Therapie führt in etlichen Fällen zur Besserung oder Heilung. Dieser Placebo-Effekt ist das einzige Wirkprinzip, das über die Jahrtausende sämtliche Kulturen der Menschheit verbindet – den ägyptischen Heiler vor 3.500 Jahren, der Krokodilkot verordnete, mit dem Arzt des 20. Jahrhunderts, der Penicillin verschreibt.

Auch Nahrungsergänzungsmittel setzen auf die Placebo-Wirkung. Um diesen Effekt genauer zu verstehen, lohnt es sich, einen Blick in die Vergangenheit zu werfen: Die Geschichte der Medizin ist nämlich zum größten Teil die Geschichte des Placebos[1]. Jahrhundertelang konnten Mediziner ihren Patienten nicht viel mehr bieten als Glaube, Hoffnung und Vertrauen – die Therapie selbst war überwiegend eine Scheinbehandlung. Die Ägypter setzten dabei vor allem auf Exkremente von Tieren und den Urin menstruierender Frauen, die Babylonier behandelten Kopfschmerz mit gekochtem Kuhdung, und die Griechen baten zum Aderlass, um die vier Körpersekrete Blut, Schleim, gelbe und schwarze Galle wieder ins richtige Gleichgewicht zu bringen. Selbst die Therapien des Hippokrates waren aus heutiger Sicht größtenteils unwirksam und oftmals das genaue Gegenteil einer sinnvollen Behandlung.

Nicht selten in der Vergangenheit war Medizin weniger – wie es der Hippokratische Eid fordert – „zu Nutz und Frommen" geeignet, sondern eher als Folter: Noch vor 200 Jahren bestand das Standardrepertoire der Ärzte fast ausschließlich aus dem so genannten therapeutischen Dreigestirn Aderlass, Klistier und Brechmittel. Das 18. Jahrhundert gilt deshalb auch als Epoche der heroischen Medizin: Viele Patienten überlebten damals nicht wegen, sondern *trotz* medizinischer Behandlung.

Gleichwohl erfreuten sich Ärzte und Medizinmänner in allen Menschheitskulturen allerhöchster Wertschätzung. Das lag nicht nur an der Hoffnungsstärke ihrer Patienten, sondern auch daran, dass viele der Malträtierten tatsächlich gesundeten – eine Folge nicht nur des Placebo-Effektes, sondern auch der Tatsache, dass viele Krankheiten natürlicherweise von selbst

---

[1]  Arthur u. Elaine Shapiro: The Powerful Placebo, The John Hopkins University Press, Baltimore 1997

heilen oder Beschwerden sich zumindest phasenweise lindern. Diese Phänomene schrieben die Patienten dann der ärztlichen Kunst zu – getreu dem naheliegenden Trugschluss: Wenn es mir nach dem Arztbesuch besser geht, dann muss es an der Medizin liegen.

Erst vor etwa hundert Jahren, mit dem Beginn der wissenschaftlichen Chemotherapie, begann sich die Medizin vom Placebo zu emanzipieren. Das wird ihr jedoch nie ganz gelingen – denn es gibt kaum eine Krankheit, bei der sich Placebo-Effekte gänzlich ausschließen lassen. Die Wirkung einer Scheinbehandlung wurde schon bei vielen Leiden nachgewiesen: bei Arthritis, Asthma, Bluthochdruck, Depression, Dermatitis, Rheuma und Schmerzen. Die Stärke des Effekts variiert von Patient zu Patient, von Krankheit zu Krankheit: Bei Schmerzen bringen Placebos für etwa 35 Prozent aller Patienten Linderung, bei Rheuma und Arthritis sind es bis zu 80 Prozent, wie der Journalist Dieter E. Zimmer für „Die Zeit" recherchierte.[2]

Am meisten weiß man heute über die schmerzstillende Wirkung von Placebos. Schmerz, das Warnsignal der Nerven an das Bewusstsein, ist durch physiologische Filter modulierbar: Akuter Stress hebt die Schmerzschwelle, so dass wir zum Beispiel während eines Fußballspiels gar nicht spüren, dass Sehnen überdehnt oder Muskeln gezerrt sind. Bei Stress schüttet das Gehirn Endorphine, also endogene Opioide aus – und Placebos scheinen die gleiche Wirkung zu haben: Auch nach Placebo-Gabe werden die schmerzlindernden und stimmungsaufhellenden körpereigenen Morphine verstärkt freigesetzt. Offensichtlich genügt also die bloße Vorstellung, etwas gegen den Schmerz unternommen zu haben, um die Endorphin-Produktion anzukurbeln.

Warum Placebos auch dann helfen, wenn Endorphine keine Rolle spielen, ist noch unklar. Möglicherweise stimuliert schon das Bewusstsein, gegen eine Krankheit oder für die Gesundheit zu kämpfen, das Immunsystem. Auch Ängste spielen vermutlich eine Rolle: So könnte allein die Furcht vor einer Erkrankung die körpereigene Abwehr schwächen und bestehende Krankheiten verschlimmern. Sobald die Angst des Patienten gedämpft wird – und sei es eben durch ein Scheinmedikament –, tritt schon Besserung ein. Dies könnte erklären, wieso Antibiotika, die erwiesenermaßen nur gegen Bakterien wirken, oft auch bei reinen Virus-Infektionen helfen: Das Antibiotikum wäre in diesem Fall ein Pseudo-Placebo.

---

[2]  Dieter E. Zimmer: Pillen wirken, auch wenn sie keinen Wirkstoff enthalten....., Die Zeit, 42/1998

Geist und Psyche, Nerven- und Immunsystem arbeiten in einem komplexen Zusammenspiel Hand in Hand – das Bewusstsein bestimmt den Heilerfolg. Die Forschungen zu Placebos beweisen das: Zwei Schein-Tabletten wirken stärker als eine, sehr kleine und sehr große Pillen wirken besser als mittelgroße, Kapseln helfen mehr als Tabletten und Spritzen mehr als Kapseln. Auch die Farbe ist wichtig: Grüne Pillen lindern Angstzustände am besten, bei Depressionen helfen eher gelbe. Patienten mit rheumatoider Arthritis hingegen reagieren besonders gut auf rote Tabletten.

Placebo-Effekte gibt es auch ohne Pille: Manchmal bewirkt allein die Zuwendung des Arztes Wunder – je intensiver sich der Mediziner mit seinem Patienten beschäftigt, desto größer sind die Aussichten auf Erfolg. Sogar eine Spritze wirkt besser, wenn sie vom Chefarzt persönlich gegeben wird – allein die Erwartung des Patienten, sein Vertrauen in die Kompetenz des Chefarztes scheint also seine Selbstheilungskräfte zu mobilisieren.

Wenn Nahrungsergänzungsmittel tatsächlich Beschwerden lindern oder die Befindlichkeit verbessern, spielt natürlich auch dabei der Placebo-Effekt eine wichtige Rolle. Wer Muschelextrakte oder Haifischknorpel schluckt, muss aber noch weitere Phänomene einkalkulieren: Denn Gesundheit und Krankheit stehen in einem komplexen Gleichgewicht, und es gibt etliche Faktoren, die Menschen glauben machen, ein Mittel ohne Wirkstoff könne heilen. So klingen viele nicht-chronische Krankheiten von selbst wieder ab: Die Selbstheilungskräfte des Körpers bekommen die Störung allmählich in den Griff. Andere Leiden verlaufen zyklisch: Arthrose und Arthritis, Allergien, Rheuma und Magengeschwüre sind Beispiele für Krankheiten, die auch ohne jede Therapie in Schüben auftreten, mit Zeiten völliger Beschwerdefreiheit dazwischen.

Manche Symptome haben auch einen psychosomatischen Ursprung – sie klingen von alleine ab, wenn die Gemütslage sich wieder aufhellt. Nicht selten beruht eine Selbstbehandlung mit Nahrungsergänzungsmitteln auch auf Fehldiagnosen: Wer in der Zeitung liest, dass Mineralstoffmangel Müdigkeit und Schwindel, Missstimmungen und Kopfschmerzen, Schlafstörungen und Unruhe auslösen kann und dann diese völlig unspezifischen Symptome bei sich beobachtet, der greift vielleicht zur Mineralstofftablette. Bessert sich danach das Befinden, wird der Erfolg dem Präparat zugeschrieben – obwohl Müdigkeit oder Unruhe vielleicht ganz andere Ursachen hatten.[3]

3  Barry L. Beyerstein: Why Bogus Therapies Seem to Work, Skeptical Inquirer September/October 1997

# 6

# Welche Nahrungsergänzungs-
# mittel sind sinnvoll?

# Achtung, Risiko!
## Wer ein Extra brauchen kann

Bislang war in diesem Buch überwiegend von Wundermitteln die Rede, von denen Sie – sowohl im Interesse Ihrer Gesundheit als auch mit Rücksicht auf Ihr Portemonnaie – lieber die Finger lassen sollten. Aber nicht alle Nahrungsergänzungsmittel sind rausgeschmissenes Geld. Vor allem Menschen mit besonderen Risiken können bestimmte Ergänzungen zugute kommen. Großer Stress, besondere Lebensumstände, aber auch ein hoher Alkohol- oder Zigaretten-Konsum machen ein Plus an bestimmten Nährstoffen erforderlich. Dieser Mehrbedarf lässt sich in vielen Fällen durch eine geschickte Nahrungsauswahl und diszipliniertes Essen decken. Aber einerseits ist das nicht jedermanns Sache, und außerdem reicht es auch gar nicht in jedem Fall aus, etwa während einer Schwangerschaft oder bei bestimmten Krankheiten.

Was genau macht eine Nahrungsergänzung sinnvoll? Sie sollte ausschließlich Substanzen enthalten, die Ernährungsdefizite ausgleichen können, also Vitamine, Mineralstoffe, Spurenelemente und essentielle Fettsäuren. An diesen Stoffen kann nach Auffassung der allermeisten Experten tatsächlich Mangel herrschen: Obwohl in den Industrienationen ein Großteil der Menschen überernährt ist – die Deutsche Adipositas Gesellschaft beispielsweise betrachtet jeden zweiten Bundesbürger als übergewichtig, jeden fünften sogar als fettleibig! – sind vergleichsweise viele Menschen mit essentiellen Stoffen wie Vitaminen unterversorgt. Es herrscht Mangel im Überfluss.

Eine Ursache hierfür ist, dass immer häufiger und immer mehr Lebensmittel auf den Tisch kommen, die über eine geringe Nährstoffdichte verfügen: Sie enthalten zwar relativ viele Kalorien, aber verhältnismäßig wenig Nährstoffe. Obst, Gemüse und Vollkornprodukte beispielsweise zeichnen sich durch eine hohe Nährstoffdichte aus, Toastbrot, Kuchen oder Pommes frites hingegen haben nur wenig Nährstoffe, dafür aber viele „leere" Kalorien. Auch die unsachgemäße Aufbewahrung von Lebensmitteln – zu lange, bei zu hohen Temperaturen – und die falsche Zubereitung von Speisen – kochen statt schonend garen – kann zu erheblichen Vitaminverlusten führen. Und bei Menschen, die sich sehr einseitig ernähren, etwa streng vegetarisch leben oder sich eine Diät verordnet haben, weil sie abnehmen wollen, kommt es unter Umständen ebenfalls zu einer Unterversorgung: Wer nur 1500 Kalorien pro Tag zu sich nimmt, erreicht teilweise nur noch die Hälfte der empfohlenen Vitamin-Mengen.[1]

Wieviel Vitamine und Mineralstoffe wir zu uns nehmen sollten, empfehlen nationale und internationale Gremien, und zwar für Kinder, Frauen und Männer aller Altersklassen. Bei uns tut dies die Deutsche Gesellschaft für Ernährung (DGE). Wichtig zu wissen: Die empfohlene Nährstoffzufuhr ist nicht gleichzusetzen mit dem tatsächlichen Nährstoffbedarf. Wie viel Nährstoffe jeder einzelne braucht, ist individuell unterschiedlich und wird von vielen verschiedenen Faktoren beeinflusst – der Nährstoffbedarf kann nicht nur von Mensch zu Mensch, sondern auch bei jedem einzelnen Individuum je nach Lebenssituation und Verfassung erheblich schwanken. Die Empfehlungen für die Nährstoffzufuhr sind in der Regel so ausgelegt, dass nahezu alle Menschen der jeweiligen Gruppe mit diesen Mengen ausreichend versorgt sind. Jemand, der weniger Nährstoffe zu sich nimmt als empfohlen, ist demnach nicht zwangsläufig unterversorgt.

Um das Ganze noch ein bisschen komplizierter zu machen, darf man nicht verschweigen, dass die Empfehlungen der DGE keineswegs der Weisheit letzter Schluss sind: Experten geben zu, dass die Werte zu einem nicht unwesentlichen Teil auf Konventionen beruhen und dass genaue Zahlen aufgrund „methodischer Probleme bei ihrer Ermittlung" nur in geringem Umfang bekannt sind.[2] Das mag den Umstand erklären, dass, getreu dem Motto „andere Länder, andere Sitten", zum Beispiel den Amerikanern, Briten oder Franzosen hiervon abweichende Mengen empfohlen werden. Kritiker wie den Buchautor und Leiter des Europäischen Instituts für Lebensmittel- und Ernährungwissenschaften Udo Pollmer lässt das zu der Auffassung kommen, dass die „ordentlich, aufs Komma genau nach Alter und Geschlecht unterteilten und in Tabellen aufgelisteten Zahlen Präzision vortäuschen. Die Realität sieht jedoch anders aus: Der genaue Bedarf ist vielfach nicht bekannt".[3]

Die Forschung ist redlich bemüht, noch bestehende Wissenslücken zu schließen. Nicht nur die amerikanischen und kanadischen Behörden über-

1   Wolfgang Bayer u. a.: Vitamine in Prävention und Therapie, Hippokrates Verlag, Stuttgart 1991, S. 283
2   Andreas Hahn u. a.: Nahrungsergänzungsmittel. Möglichkeiten und Grenzen, Deutsche Apotheker Zeitung 25/1999, S. 34
3   Udo Pollmer u. a.: Prost Mahlzeit! Krank durch gesunde Ernährung, Kiepenheuer & Witsch, Köln 1994, S. 38

denken ihre Nährstoffempfehlungen, auch die Deutsche Gesellschaft für Ernährung überarbeitet diese regelmäßig. Wissenschaftliche Studien der letzten Jahre legen nämlich nahe, dass bestimmte Nährstoffe nicht nur dazu geeignet sind, einen Vitaminmangel zu verhüten und unseren Körper reibungslos arbeiten zu lassen – sie spielen ganz offenkundig auch bei der Vorbeugung von Leiden wie Krebs und Herz-Kreislauf-Erkrankungen eine wichtige Rolle. Um in dieser Weise wirksam zu werden, müssen etwa Vitamin C und E oder sekundäre Pflanzenstoffe aber offenbar in größeren Mengen verzehrt werden als bislang angenommen – die empfohlene Nährstoffzufuhr ist deshalb wohl in einigen Fällen nach oben zu korrigieren (siehe hierzu S. 142: „Mit Antioxidantien gegen Herzinfarkt und Krebs?").

Schwere Vitaminmangelkrankheiten – wie Skorbut, der früher häufig bei Seeleuten auftrat, weil sie auf langen Reisen kein frisches, Vitamin-C-reiches Obst und Gemüse bekamen – sind heute in Deutschland eine Rarität. Ein latenter Vitaminmangel ist jedoch durchaus möglich und äußert sich zunächst in allgemeinen Befindlichkeitsstörungen: Man fühlt sich depressiv, ständig müde und antriebsschwach, ist leichter erregbar als sonst, kann sich schlecht konzentrieren und hat ein eingeschränktes Kurzzeitgedächtnis. Auch eine verminderte Hell-Dunkel-Anpassungsfähigkeit der Augen zählt zu diesen ersten Symptomen einer so genannten grenzwertigen Unterversorgung mit Vitaminen. Solche unspezifischen Symptome sollten Sie aber zunächst immer ärztlich abklären lassen, statt sich selbst ein Multivitaminpräparat zu verordnen – auf diese Weise könnten ernsthafte Erkrankungen unentdeckt bleiben.

Wer kann denn nun Nahrungsergänzungen brauchen? Gesunde Senioren haben nach Expertenmeinung nur selten ein Vitamin-Manko.[4] Bei **kranken älteren Menschen** werden jedoch Vitamindefizite beobachtet. Die Ursachen dafür sind vielfältig: Senioren macht nicht selten Appetitlosigkeit zu schaffen, oder sie haben Probleme mit den Zähnen – gesunde Lebensmittel wie Vollkornbrot oder hartes Obst lassen sich einfach nicht mehr so gut beißen. Auch soziale Faktoren nehmen Einfluss auf die Versorgung: Wer sich einsam fühlt, hat weder Lust zum Einkaufen noch zum Kochen oder Essen. Und natürlich leiden gerade alte Menschen häufiger unter chronischen Erkran-

---

4   Der Alterungsprozess und seine besonderen Anforderungen an die Vitaminversorgung, Verbraucherdienst des Auswertungs- und Informationsdienst für Ernährung, Landwirtschaft und Forsten (aid) e. V., 7/1998

kungen sowie Verdauungs- und Resorptionsstörungen, das heißt die Nähr-stoffe werden vom Organismus nicht optimal aufgenommen. Außerdem müssen viele Senioren regelmäßig Medikamente einnehmen – ein Umstand, der die Versorgung mit lebenswichtigen Vitaminen ungünstig beeinflussen kann. Da mit zunehmendem Alter zwar der Energiebedarf, nicht aber der Bedarf an Mineralstoffen, Spurenelementen und Vitaminen sinkt, sollten alle älteren Menschen darauf achten, viel frisches Obst, Rohkost, schonend zubereitetes Gemüse, Obst- und Gemüsesäfte sowie magnesiumreiches Mineralwasser zu sich zu nehmen.[5]

Nicht nur das Alter, auch die Jugend kann Mangel leiden, denn **Jugendli-che** ernähren sich manchmal einseitig und konsumieren zudem gern Alkohol und Zigaretten. Eine Unterversorgung mit essentiellen Nährstoffen kann zu Wachstumsstörungen und zur Anlage von Krankheiten wie Osteoporose führen, die sich erst viele Jahrzehnte später bemerkbar machen. Besonders wichtige Mikronährstoffe in dieser Lebensphase sind Eisen, Calcium und Folsäure.

**Schwerarbeiter** und **Sportler** sind erhöhtem oxidativem Stress ausgesetzt (siehe hierzu S. 142 „Mit Antioxidantien gegen Herzinfarkt und Krebs?“) – bei ihnen werden ebenfalls Defizite beobachtet. Wer regelmäßig mehrmals pro Woche Sport treibt oder körperlich schwer arbeitet, der braucht nicht nur mehr Energie, sondern auch mehr Nährstoffe. Zudem werden einige Substanzen in größerem Maße über den Schweiß ausgeschieden. Nach Auf-fassung mancher Experten sind die meisten Sportmineralgetränke nicht geeignet, den zusätzlichen Bedarf zu decken, viele enthalten außerdem zu viel Zucker. Um Defiziten vorzubeugen, empfiehlt sich neben einer ausgewo-genen Ernährung vor allem ein geeignetes Mineralwasser: Es sollte 100 bis 200 Milligramm Magnesium, bis zu einem Gramm Natrium und 400 bis 600 Milligramm Chlor pro Liter enthalten.

Auch **Schwangerschaft** und **Stillzeit** sind Schwerarbeit für den Körper – Frauen benötigen in dieser Lebensphase erheblich mehr Nährstoffe. Bei eini-gen Vitaminen ergibt sich gar ein Mehrbedarf von 50 bis 100 Prozent. Weil werdende Mütter, was die Kalorien angeht, aber gerade nicht „für zwei essen" sollten, empfehlen medizinische Fachgesellschaften, nach Absprache mit dem Frauenarzt Ergänzungspräparate einzunehmen. In der Stillzeit gibt die Mutter dann einen großen Teil ihrer Vitamine über die Muttermilch an

---

5   Mineralstoffe, Spurenelemente und Vitamine in der Gesundheitsvorsorge, Hrsg. Bertels-mann Stiftung, Gütersloh 1998, S. 23

das Kind ab – das Baby ist also immer nur so gut versorgt wie die Mutter. Als besonders „kritische" Nährstoffe in Schwangerschaft und Stillzeit gelten die Spurenelemente Eisen und Jod sowie Folsäure. Sogar schon Frauen, die erst planen, ein Baby zu bekommen, wird heute eine Nahrungsergänzung mit Folsäure empfohlen. Fehlt der Mutter dieses B-Vitamin, kann das Baby schwerste Behinderungen davontragen.

Wer chronisch alkoholkrank ist, bei dem können Nahrungsergänzungsmittel Ernährungsdefizite ausgleichen: **Alkoholiker** essen meist weniger und zudem einseitig, außerdem kann ihr Organismus Nährstoffe manchmal nur noch unzureichend aufnehmen und verwerten. Bei **Rauchern** haben Untersuchungen eine Mangelversorgung mit Vitamin C gezeigt: Sie brauchen deutlich mehr von diesem Vitamin als Nichtraucher. Wer aus dieser Tatsache schließt, er müsste als Raucher nur genügend Vitamin C zu sich nehmen, um Krankheiten wie Krebs vorzubeugen, der ist leider im Irrtum: Diesen Effekt hat nur der Verzicht auf den blauen Dunst.

Schließlich kann auch die regelmäßige Einnahme verschiedener **Arzneimittel** dazu führen, dass die Nährstoffbilanz ins Minus rutscht. Zu diesen Medikamenten zählen orale Kontrazeptiva, also die Pille, unter der ein Mangel an bestimmten B-Vitaminen beobachtet wird. Ein Missbrauch von Abführmitteln und harntreibenden Mitteln kann ebenso zu Vitaminmangel führen wie die Dauereinnahme von krampflösenden Medikamenten, so genannten Antiepileptika und Antikonvulsiva, von Antibiotika und Arzneimitteln gegen Tuberkulose.

Schließlich bringen auch bestimmte **Grunderkrankungen** einen gesteigerten Vitaminumsatz mit sich: Dazu zählen unter anderem fieberhafte Infektionen, Krebs, die Immunschwäche-Krankheit AIDS, Diabetes, Rheuma und Erkrankungen des Verdauungstraktes wie chronischer Durchfall, Zöliakie oder Sprue. Die **Genesung** nach schweren Operationen oder Lebensphasen, in denen man unter **Dauerstress** steht, sind jedenfalls ein Grund dafür, dass der Körper mehr Vitamine braucht und die Vitamindepots rasch erschöpft sind.

# Mit Antioxidantien gegen Herzinfarkt und Krebs?

Noch vor ein paar Jahren vertraten manche Forscher die Auffassung, Vitaminpillen und Mineralstoffpräparate seien vor allem dazu gut, teuren Urin zu produzieren. Obwohl manch einer noch heute so denken mag, sind die meisten Experten anderer Meinung. Dass Vitamine für alle Stoffwechselprozesse in unserem Körper unerlässlich sind und dass sie Mangelerscheinungen verhindern, ist schon länger bekannt. Dass sie aber auch Einfluss haben auf Alterungsprozesse und die Entstehung bestimmter Krankheiten, ist eine relativ neue Erkenntnis: Nährstoffe wie Vitamin C, E, Folsäure und Betacarotin haben in der Medizin eine gänzlich neue Bedeutung gewonnen (siehe auch S. 152 „Gefäßschutz mit Folsäure...“). Besonderes Augenmerk legen Forscher in aller Welt auf die Beantwortung der Frage, ob sich Leiden wie Krebs, Arteriosklerose, Herz-Kreislauf-Erkrankungen und vielleicht sogar Parkinson und Alzheimer mit Vitaminen vorbeugen lässt.

Krankheiten wie diese überfallen den Menschen nicht plötzlich von heute auf morgen, sondern entwickeln sich über einen langen Zeitraum. Ihre Entstehung hängt von vielen verschiedenen Faktoren ab. Gerade in Sachen Krebs besteht heute kein Zweifel mehr, dass neben einer genetischen Vorbelastung und bestimmten Umweltfaktoren die Ernährung eine bedeutende Rolle spielt. So haben Wissenschaftler in den letzten Jahren nicht nur viele krebsfördernde Nahrungsbestandteile wie etwa Nitrosamine, sondern auch zahlreiche krebshemmende Substanzen ausfindig gemacht. Dazu zählen vor allem die sekundären Pflanzenstoffe – etwa Polyphenole, Carotinoide und Sulfide –, die Ballaststoffe sowie die Vitamine C und E, die im Körper eine antioxidative Wirkung entfalten. Nicht von ungefähr rät die Deutsche Gesellschaft für Ernährung (DGE) dazu, fünfmal täglich Obst und Gemüse zu essen – Lebensmittel also, die eine Fülle dieser Nährstoffe enthalten.

Fraglich ist jedoch, ob wir über die Ernährung tatsächlich genug Schutzstoffe zu uns nehmen können. Vor allem dann, wenn wir uns nicht ganz so gesund ernähren, wie es sich die Ernährungswissenschaftler wünschen – und wem gelingt das schon Tag für Tag? Wäre es nicht sinnvoll und möglicherweise sogar effektiver, all die wertvollen Substanzen in eine Pille zu packen? So einfach ist es leider (noch) nicht. Zwar liefen und laufen überall auf der Welt großangelegte Studien, die aufklären sollen, ob etwa die Gabe von Vitamin C und E Herzkrankheiten oder Krebs verhindern kann – zum jetzigen Zeitpunkt sind die Ergebnisse jedoch alles andere als eindeutig.

Während beispielsweise der Einsatz von hochdosiertem Vitamin E zur Vorbeugung von Herz-Kreislauf-Erkrankungen als gesichert gilt,[1] dämpfen die unabhängigen Ernährungswissenschaftler der DGE jede verfrühte Vitamin-Euphorie, was Krebs betrifft: „Obwohl viele Substanzen und Mechanismen der Krebsprophylaxe bereits bekannt und erforscht sind, lässt sich aus den Einzelwirkungen keine Empfehlung für die Aufnahme einzelner Inhaltsstoffe aus der Nahrung ableiten." Oder anders ausgedrückt: Ob ein einzelnes Lebensmittel oder ein bestimmter Inhaltsstoff dieses Lebensmittels den schützenden Faktor darstellt, weiß man zur Zeit einfach noch nicht.[2]

Aufmerksam auf den Zusammenhang zwischen antioxidativen Vitaminen und Leiden wie Krebs oder Arteriosklerose wurden Wissenschaftler durch Laboruntersuchungen und Experimente mit Tieren. Die wichtigsten Anhaltspunkte lieferten jedoch groß angelegte epidemiologische Studien mit Zehntausenden von Teilnehmern: Bei diesen Studien beobachteten Forscherteams Menschen in ihrer gewohnten Umgebung mit ihren üblichen Lebensgewohnheiten. Sie konnten zeigen, dass Personen, die mit ihrer Nahrung viele antioxidative Substanzen zu sich nehmen – sprich: die viel Obst und Gemüse essen –, seltener an bestimmten Krankheiten leiden als solche, die das nicht tun. So zeigte etwa eine Baseler Studie, dass Menschen mit guter Vitamin-C- und Carotinversorgung wesentlich seltener einen Herzinfarkt oder Hirnschlag erleiden.[3]

Erkenntnisse wie diese hatten mehrere Konsequenzen. Die Industrie schlussfolgerte messerscharf, dass sich mit antioxidativen Nahrungsergänzungen viel Geld verdienen lassen müsste. Der Verbraucher nahm dieses Angebot dankend an, denn häufig scheint es einfacher zu sein, eine Pille zu schlucken statt seine Lebensgewohnheiten zu ändern. Folglich wurden Nahrungsergänzungsmittel mit antioxidativen Substanzen ein Hit – in den Vereinigten Staaten zählen sie zu den Vitamin-Kombinationen, die man sich am häufigsten selbst „verschreibt".[4] Kritiker sehen das mit großer Skepsis, nicht

---

[1] Herzschutz mit Vitamin E, Münchner Medizinische Wochenschrift 42/1998

[2] Wirkung einzelner Nahrungsinhaltsstoffe in der Krebsentstehung noch nicht erwiesen, Pressemitteilung der Deutschen Gesellschaft für Ernährung (DGE) e. V., Frankfurt 30. September 1999

[3] Der Alterungsprozess und seine besonderen Anforderungen an die Vitaminversorgung, Verbraucherdienst des Auswertungs- und Informationsdienstes für Ernährung, Landwirtschaft und Forsten (aid) e. V., 7/1998

[4] Jerome E. Thurman: Vitamin Supplementation. Therapy in the Elderly, Drugs & Aging, Dezember 1997, S. 433

# Milligramm und Internationale Einheiten: Was ist das?

**A**ls die Wissenschaft begann, Bedeutung und Funktionen der Vitamine zu erkennen, war man noch nicht in der Lage, sie aus ihren natürlichen Stoffgemischen in so reiner Form zu gewinnen, als dass man sie hätte exakt wiegen können. Deshalb beschränkte man sich darauf, die unterschiedlichen Vitaminwirkungen miteinander zu vergleichen, daraus auf die Aktivität des einzelnen Vitamins zu schließen und dieser dann so genannte Einheiten zuzuordnen. Als die analytischen Methoden der Pharmazeuten immer fortschrittlicher wurden, entdeckte man die chemischen Strukturen der Vitamine, konnte sie nun isolieren und exakt in Milligramm oder Mikrogramm bestimmen. Bei einigen Vitaminen – zum Beispiel Vitamin A, D und E – hat sich die Angabe der Einheiten gehalten. Andere jedoch, etwa das Vitamin C, werden nur noch in Milligramm oder Gramm angegeben.

Ein Problem, das die Angabe von Einheiten mit sich brachte, war die Vergleichbarkeit der Einheitensysteme: unterschiedliche Länder hatten verschiedene Klassifizierungen vorgenommen. Deshalb einigte man sich auf die heute verwendeten Internationalen Einheiten, abgekürzt I.E.

Produkte, die heute im Handel sind, tragen sehr unterschiedliche Angaben zu den Vitaminkonzentrationen – ein Hersteller macht die Angaben in Milligramm, ein anderer verwendet die Internationalen Einheiten. Deshalb hier eine kleine Hilfestellung zur Umrechnung:[1]

| Vitamin | 1 I.E. bzw. 1 Einheit = | 1 Milligramm = |
|---|---|---|
| Vitamin A | 0,3 Mikrogramm | 3333 I.E. |
| Betacarotin | 0,6 Mikrogramm | 1667 I.E. |
| (Provitamin A) | | |
| Vitamin B1 | 3 Mikrogramm | 333 I.E. |
| Vitamin B2 | 0,02 Milligramm | 50 E. |
| Vitamin B6 | 7,5 Mikrogramm | 0,133 E. |
| Vitamin B12 | 1,0 Mikrogramm | 1.000 E. |
| Vitamin C | 0,05 Milligramm | 20 E. |
| Vitamin D2 und D3 | 0,025 Mikrogramm | 40.000 I.E. |
| Vitamin E | | |
| – RRR-alpha-Tocopherol | 0,671 Milligramm | 1,49 I.E. |
| – RRR-alpha-Tocopherol- | 0,735 Milligramm | 1,36 I.E. |
| acetat | | |

[1]  Angaben nach Herbert Gebler: Tabellen für die pharmazeutische Praxis, Govi Verlag, Frankfurt am Main/Eschborn (Loseblatt)

zuletzt deshalb, weil bioaktive Inhaltsstofe wie etwa Betacarotin nicht ausreichend beforscht wurden, bevor man sie in Nahrungsergänzungsmittel oder Functional Food verpackte. Ein Gewinn, so ihre Argumentation, können entsprechende Produkte für den Verbraucher nur dann sein, wenn Nebenwirkungen auch bei Langzeitgebrauch durch Studien ausgeschlossen worden sind.[5]

Was weiß man bislang wirklich über die antioxidativen Substanzen? Hier einige Studien-Ergebnisse, die den Zusammenhang zwischen Antioxidantien und Krebs beleuchten:

- An der **Linxian-Studie** nahmen 30.000 Chinesen teil. Wie in der Region Linxian üblich, waren sie zu Beginn der Studie nicht optimal mit Vitaminen und Mineralstoffen versorgt. Die kombinierte Gabe von Betacarotin, Vitamin E und Selen senkte die Krebssterblichkeit insgesamt um 13 Prozent. Das Risiko, an Magenkrebs zu sterben, sank gar um 21 Prozent.[6]

- Die **ATBC-Studie** (Alpha-Tocopherol, Beta-Carotene Cancer Prevention Study), auch **Finnland-Studie** genannt, untersuchte rund 29.000 Raucher zwischen 50 und 69 Jahren. Bei mehrjähriger Betacarotin-Einnahme von täglich 20 Milligramm stieg die Lungenkrebsrate um 18 Prozent, die Todesrate um 8 Prozent.[7]

- In der **CARET-Studie** (Beta-Carotene and Retinol Efficacy Trial) bekamen 18.000 chronische Raucher bzw. ehemalige Raucher oder Menschen, die in früheren Jahren dem krebserregenden Asbest ausgesetzt waren, täglich Betacarotin und Vitamin A. Die Studie wurde nach vier Jahren vorzeitig abgebrochen, denn das Lungenkrebsrisiko der Raucher erhöhte sich.[8] Ex-Raucher hingegen schienen von Betacarotin zu profitieren.[9]

- An der **Physicians' Health Study** nahmen 22.000 männlichen Ärzte – Raucher wie Nichtraucher – teil. Die Männer, die zwölf Jahre lang jeden

5  Hans K. Biesalski: Wirkung bioaktiver Substanzen und Folgen für die Produktentwicklung; Arbeitstagung der Deutschen Gesellschaft für Ernährung e. V. (DGE), Karlsruhe, 20. 10. 1998

6  K.-H. Bässler u. a.: Vitamin-Lexikon für Ärzte, Apotheker und Ernährungswissenschaftler, 2. Auflage, Gustav Fischer Verlag, Stuttgart 1997, S. 276

7  K.-H. Bässler u. a. (Anm. 6), S. 276

8  K.-H. Bässler u. a. (Anm. 6) S. 277

9  Garry J. Handelman et. al: High-Dose Vitamin Supplements for Cigarette Smokers: Caution ist Indicated, Nutrition Reviews 10/1997, S. 369

zweiten Tag 50 Milligramm Betacarotin einnahmen, bekamen nicht signifikant häufiger Krebs als jene, die nur ein Placebo erhalten hatten.[10]

■ Im Rahmen der **Nurses' Health Study** wurden knapp 90.000 Krankenschwestern im Abstand von vier Jahren nach ihren Ernährungsgewohnheiten befragt und auch danach, ob sie zusätzlich Vitamine schluckten. Anschließend wurden sie acht Jahre lang beobachtet: Die Einnahme von Vitamin E oder C konnte nach dieser Studie nicht vor Brustkrebs schützen.[11]

Welche Ergebnisse brachten die Untersuchungen im Hinblick auf die Prävention von Herz-Kreislauf-Erkrankungen?

■ An der **CHAOS-Studie** (Cambridge Heart Antioxidant Study) nahmen Patienten teil, bei denen bereits eine koronare Herzerkrankung diagnostiziert worden war. Es wurde beobachtet, dass sich das Risiko, einen nichttödlichen Herzinfarkt zu erleiden, um fast 80 Prozent absenken ließ, nachdem etwa eineinhalb Jahre lang entweder 400 oder 800 Internationale Einheiten (I.E.) Vitamin E täglich gegeben wurden.[12] Die Gruppe, die nur 400 I.E. Vitamin E bekam, war besser geschützt als die, die 800 I.E. erhielt. Dieser Umstand wird darauf zurückgeführt, dass Antioxidantien in großen Mengen auch pro-oxidativ wirken, also die Oxidation fördern können.[13]

■ In der dreijährigen finnischen **ASAP-Studie** (Antioxidation Supplementation in Atherosclerosis Prevention) bekamen 520 Patienten entweder 200 Milligramm Vitamin E kombiniert mit 500 Milligramm Vitamin C oder jeweils nur eines der beiden Vitamine oder ein Placebo. Ergebnis: In den beiden Gruppen, die nur Vitamin E oder nur Vitamin C genommen hatten, ließ sich die Adernverkalkung nicht signifikant bremsen. Die kombinierte Gabe der beiden Vitamine konnte jedoch das Fortschreiten der Arteriosklerose gut aufhalten – männliche Raucher profitierten am meisten.[14]

---

10 Veris Research: Die Wirksamkeit von Carotinoiden, Deutsche Apotheker Zeitung 40/1998, S. 59

11 DHEA, Melatonin, Vitamin E. Wundermittel gegen das Altern?, Deutsche Apotheker Zeitung 9/1999, S. 49

12 Henning Schröder: Fangen Sie die Radikale, Deutsche Apotheker Zeitung 38/1999, S. 75

13 John A. Ward: Should Antioxidant Vitamins be Routinely Recommended for Older People?, Drugs & Aging, March 1998, S. 169

14 Vitaminkombination bremst Atherosklerose, Ärzte Zeitung, 1. September 1999, S. 12

■ In der schon erwähnten **Physicians' Health Study** untersuchten die Forscher auch Männer, die bereits an einer Angina pectoris litten, also an anfallartigen Herzschmerzen. Nahmen sie jeden zweiten Tag 50 Milligramm Betacarotin ein, so verringerte sich ihr Risiko, erneut Probleme mit dem Herzen zu bekommen, um 50 Prozent. Dieser positive Effekt war ab dem zweiten Jahr der Einnahme zu beobachten.[15]

■ Die **Nurses' Health Study** belegte ebenso eindrucksvoll den Einfluss von Vitamin E auf die Herzgesundheit: Frauen, die rund 200 I.E. Vitamin E zu sich nahmen, hatten ein um etwa 40 Prozent verringertes Risiko, eine Herz-Kreislauf-Erkrankung zu bekommen.[16]

Welche Konsequenzen haben all diese Ergebnisse nun für den Alltag? Diese Frage ist nicht leicht zu beantworten, weil an den unterschiedlich lang dauernden Studien verschiedene Personengruppen – Männer, Frauen, Raucher, Nichtraucher, Herzkranke, Gesunde – in diversen Altersklassen teilnahmen. Außerdem wurden ihnen Nährstoffe in den verschiedensten Dosierungen verabreicht. Wissenschaftler sind sich zum jetzigen Zeitpunkt noch nicht einig darüber, ob denn nun generell empfohlen werden sollte, Vitamine wie C, E oder Betacarotin als Nahrungsergänzung zuzuführen – und wenn ja, in welcher Dosierung. Einige vertreten die Auffassung, die normale Ernährung reiche aus, andere empfehlen gefährdeten Personen aus bestimmten Risikogruppen eine Nahrungsergänzung.[17] Trotz intensiver Forschung hat man wohl einfach erst die Spitze des Eisberges entdeckt – weitere Studien müssen folgen. Nach heutigem Stand der Wissenschaft lassen sich dennoch einige Empfehlungen geben:

■ Obwohl wir heute wissen, dass Personen mit hohen **Betacarotin**-Blutspiegeln seltener an bestimmten Krebserkrankungen und an koronaren Herzkrankheiten leiden, ist nicht mit abschließender Sicherheit geklärt, ob dieser Umstand allein auf das Konto des Betacarotins geht oder ob nicht vielmehr die Fülle der gesunden Pflanzeninhaltsstoffe dafür verantwortlich ist. Zur Zeit heißt deshalb die Empfehlung: Pflanzenkost geht vor Pillen.[18] Die isolierte Einnahme von Betacarotin ist nicht empfehlenswert[19],

---

[15] K.-H. Bässler u.a. (Anm. 6), S. 275
[16] K.-H. Bässler u.a. (Anm. 6), S. 345
[17] K.-H. Bässler u.a. (Anm. 6), S. 429/431
[18] K.-H. Bässler u.a. (Anm. 6), S. 275
[19] Henning Schröder (Anm. 12)

# Was heißt eigentlich: oxidativer Stress?

Sauerstoff ist ein Lebenselixier – unseren Körperzellen jedoch kann er gefährlich werden, denn er bereitet ihnen unter bestimmten Bedingungen den so genannten oxidativen Stress. Oxidation lässt sich manchmal in der Küche beobachten: Wenn etwa Butter zu lange an der frischen Luft steht, wird sie ranzig, ein angeschnittener Apfel verfärbt sich bräunlich. Aber auch andere Stoffe reagieren auf Sauerstoff: Eisen rostet mit der Zeit, Gummi wird spröde. Wissenschaftlich ausgedrückt ist Oxidation die Verbindung einer chemischen Substanz mit Sauerstoff. In unserem Organismus spielt sie bei der Entstehung zahlreicher Erkrankungen und Alterungsprozesse wie etwa der Hautalterung eine zentrale Rolle.

Was genau löst den oxidativen Stress aus? Die Übeltäter sind freie Sauerstoffradikale – diese Abkömmlinge des Sauerstoffs entstehen als unerwünschtes Begleitprodukt körpereigener biochemischer Prozesse. Auch das Immunsystem kann freie Radikale bilden, um mit ihrer Hilfe Fremdorganismen abzutöten, die in den Körper eingedrungen sind. Schließlich führen noch äußere Einflüsse zur Bildung freier Radikale, etwa Zigarettenrauch, Umweltgifte und die ultraviolette Strahlung der Sonne. Bis zu einem gewissen Maße ist unser Organismus zum Glück aber in der Lage, die freien Radikale in Schach zu halten, indem er antioxidative Schutzmechanismen aktiviert.

Gerät dieses System von Angriff und Verteidigung jedoch aus dem Gleichgewicht, leidet der Körper unter oxidativem Stress: die Sauerstoffradikale schädigen Zellen, außerdem oxidiert das Low-density-Lipoprotein (LDL), auch als „böses" Cholesterin bezeichnet. Nur dann, wenn das LDL ranzig geworden, also oxidiert ist, kann es sich an den Gefäßwänden ablagern. Es kommt zur Entstehung von Arteriosklerose und damit schlimmstenfalls zu Herzinfarkt oder Schlaganfall. Schließlich können die freien Radikale das Erbgut schädigen und werden deshalb mit der Entstehung von Krebs in Verbindung gebracht. Arteriosklerose, die koronare Herzkrankheit, diabetische Gefäßerkrankungen, entzündliche Prozesse und allgemeine Alterungserscheinungen werden auf oxidativen Stress zurückgeführt.[1] Auch auf neurodegenerative Erkrankungen wie Parkinson und Alzheimer haben sie Einfluss.

Die Vitamine C und E, aber auch Betacarotin und Selen fangen die freien Radikale ab und machen sie unschädlich – sie vermindern also den oxidativen Stress. Deshalb ist eine Ernährung, die reich ist an pflanzlichen Lebensmitteln, für unsere Gesundheit so wichtig.

---

[1] Henning Schröder: Ernährungsberatung in der Apothekenpraxis: Antioxidantien, Pharmazeutische Zeitung 9/1999, S. 26

vor allem nicht für Raucher, bei denen in verschiedenen Studien ja sogar eine Häufung der Krebsfälle festgestellt wurde.

- Obst und Gemüse, das reich ist an Betacarotin und anderen Carotinoiden, kann und sollte jedoch in großen Mengen auf dem Speiseplan stehen (siehe auch S. 152 „Gefäßschutz mit Folsäure...?"). US-Behörden empfehlen sechs Milligramm Betacarotin täglich, die DGE hat sich dem in ihren aktuellen Empfehlungen angeschlossen. Nach dem so genannten Hohenheimer Konsensusgespräch raten europäische Ernährungswissenschaftler zu einer täglichen Aufnahme von zwei bis vier Milligramm. Das gilt für gesunde Erwachsene, die keinem besonderen oxidativen Stress ausgesetzt sind, wie ihn etwa das Rauchen verursacht.[20]

- Die Einnahme von **Vitamin E** kann für Risikopatienten mit zu hohem Blutdruck oder Fettstoffwechselstörungen und vor allem für Diabetiker sinnvoll sein[21] – selbstverständlich nach Absprache mit dem Arzt. Gerade Diabetiker stehen in einem komplexen Dilemma: Ihre Stoffwechselstörung produziert freie Radikale im Übermaß, also brauchen sie auch mehr Antioxidantien. Gleichzeitig nehmen sie aber häufig zu wenig Vitamin E mit der Nahrung auf, weil sie Diät leben.

- Die aus verschiedenen Studien abgeleitete Empfehlung für Risikopatienten lautet, etwa 200 bis 400 I.E. Vitamin E einzunehmen – und zwar über einen längeren Zeitraum. Erst nach ein bis zwei Jahren sinkt das Risiko für Herz-Kreislauf-Erkrankungen – eine kurmäßige, nur einige Wochen dauernde Einnahme bringt nichts.[22] Auch sollte Vitamin E in diesen Fällen nicht aus Multivitaminpräparaten kommen. Weil Vitamin E fettlöslich ist, nimmt man die Kapseln am besten zu einer Mahlzeit, die ein wenig Fett enthält. Megadosen von 800 I.E. oder mehr scheinen wenig sinnvoll – sie können prooxidativ wirken, also den schützenden Effekt des Vitamin E wieder umkehren.[23]

- Bei der Auswahl eines Vitamin-E-Präparates sollten Sie nicht nur auf die Dosierung achten, sondern auch auf die Art von Vitamin E, die es enthält. In Apotheken werden natürliches RRR-alpha-Tocopherol und synthetisches all-rac-alpha-Tocopherol angeboten. Die biologische Wirksamkeit

---

[20] Veris Research (Anm. 10)

[21] Vitamin E hat mehrere Ansatzpunkte, Selecta/Medizin aktuell, 30/1998

[22] Henning Schröder (Anm. 12)

[23] Vitamin E – Welches ist der optimale Dosisbereich?, Münchner Medizinische Wochenschrift 42/1998, S. 51

von natürlichem Vitamin E, also RRR-alpha-Tocopherol, ist besser als die von synthetischem[24], sie gilt als doppelt so hoch. Wählen Sie Produkte mit dem Zusatz „aus natürlichen Quellen", „aus Pflanzenölen" oder „d-alpha-Tocopherol".

■ Besonders sinnvoll scheint die kombinierte Gabe von **Vitamin E und C** zu sein, denn diese Vitamine verstärken sich gegenseitig in ihrer Wirkung. Bei seiner antioxidativen Arbeit oxidiert das Vitamin E selbst – Vitamin C regeneriert dann das „verbrauchte" Vitamin E. Als Dosisempfehlung für Vitamin C gelten 250 bis 1000 Milligramm täglich.[25] Es ist günstiger, das Vitamin C über den Tag verteilt einzunehmen, weil die Verwertung bei mehr als 200 Milligramm auf einmal zunehmend unwirtschaftlich wird. Geeignet sind auch so genannte Retard-Produkte, die das Vitamin C nach und nach im Körper freisetzen.

■ Gesunden Erwachsenen empfiehlt die DGE bislang eine tägliche Aufnahme von 12 Milligramm Vitamin E (etwa 18 I.E.). Führende deutsche Wissenschaftler halten das jedoch für zu wenig – sie raten zu 15 bis 30 Milligramm täglich (etwa 22 bis 44 I.E.), um sich so besser vor freien Radikalen zu schützen.[26]

Die wichtigste Erkenntnis von allen ist aber wohl diese: Vitamine in Pillenform können niemals einen antioxidativen Lebensstil ersetzen. Pillen sind bislang immer nur zweite Wahl. Wie viele andere Wissenschaftler, so stellen auch die Leiter der Brandenburger Ernährungs- und Krebsstudie fest, dass – mit der Ausnahme hoher Vitamin-E-Dosen zur Vorbeugung von Herz-Kreislauf-Erkrankungen – bislang noch kein schützender Effekt von Vitamin- oder Mineralstoffpräparaten auf die Sterblichkeitsrate nach Krebs- oder Herz-Kreislauf-Erkrankungen sowie auf die Gesamtsterblichkeit bewiesen werden konnte.[27]

---

[24] Vitamin E ist nicht gleich Vitamin E, Münchner Medizinische Wochenschrift 42/1998, S. 50

[25] Henning Schröder (Anm. 12)

[26] Vitamine – mit Sicherheit gesund. Zahlen – Daten – Fakten, Hrsg. Ernährungs- und Vitamin-Information e. V., (evi), August 1998

[27] K. Klipstein-Grobusch u. a.: Einfluss von Lebensstilfaktoren auf die Verwendung von Supplementen in der Brandenburger Ernährungs- und Krebsstudie, Zeitschrift für Ernährungswissenschaften 37/1998, S. 38

Zum antioxidativen Lebensstil gehört vor allem, nicht zu rauchen, Alkohol nur in Maßen zu genießen und sich vorwiegend mit Getreideprodukten, Obst und Gemüse zu ernähren: Diese Lebensmittel enthalten, anders als Pillen, nicht nur einzelne Vitamine, sondern weitere potente, in Supplementen nicht enthaltene Stoffe. Wer viel Frischkost isst, erhöht außerdem seine Ballaststoffzufuhr – das wirkt vorbeugend gegen Darmkrebs[28] –, und er nimmt weniger unerwünschte Substanzen wie raffinierte Kohlenhydrate, chemische Zusatzstoffe, Farb- und Geschmacksstoffe auf. Solche Zusätze in industriell verarbeiteten Lebensmitteln sind nicht nur grundsätzlich kritisch zu beurteilen – sie könnten zudem die positiven Effekte antioxidativer Nahrungsergänzungen beeinträchtigen, fürchten Experten.

---

[28] Spurenelemente und Vitamine halten und machen Menschen gesund, Ärzte Zeitung, 24. August 1998, S. 10

# Gefäßschutz mit Folsäure, weniger Erkältungen dank Vitamin C?

Die Erkenntnis, dass Homocystein ein Risikofaktor für Gefäßerkrankungen und für Missbildungen bei Neugeborenen ist, gehört zu den wichtigsten Meilensteinen der Wissenschaft unseres Jahrzehnts, stellte ein amerikanischer Forscher im Frühjahr 1998 anlässlich eines internationalen Kongresses fest. Aber was hat Homocystein mit Vitaminen zu tun? Um den Zusammenhang zu verstehen, muss man etwas ausholen. Homocystein ist ein körpereigener Eiweißstoff, der während des Stoffwechsels entsteht. Sind die Homocystein-Werte im Blut niedrig, ist alles in Ordnung. Steigen sie jedoch an, hat das Folgen: Zu viel Homocystein behindert den Blutfluss in den Gefäßen, schädigt die Gefäßwände und führt so zu Arteriosklerose. Am Ende dieser Adernverkalkung können Thrombosen, Herzinfarkt und Schlaganfall stehen. Homocystein gilt heute in der Medizin als eigenständiger Risikofaktor für die Arteriosklerose, genauso wie ein erhöhter Cholesterinwert, Bluthochdruck und Rauchen. Schon mit zehn Prozent mehr Homocystein im Blut steigt das Risiko für Herz-Kreislauf-Erkrankungen um zehn bis 15 Prozent.[1]

Weil Homocystein in überhöhter Konzentration schädlich ist, versucht der Körper, es sofort abzubauen. Und hier kommen die Vitamine ins Spiel: Ohne ausreichend Folsäure, Vitamin $B_6$ und Vitamin $B_{12}$ funktioniert das nämlich nicht. Ein Mangel an diesen Mikronährstoffen trägt deshalb zu einem erhöhten Homocysteinspiegel bei. Und das ist nicht nur schlecht für die Herzgesundheit, sondern auch ein Risiko für ungeborene Kinder. Jährlich ist in Deutschland damit zu rechnen, dass 300 Kinder mit so genannten Neuralrohrdefekten geboren werden – die Babys haben einen offenen Rücken oder eine Fehlbildung des Gehirns. Etwa 500 Schwangerschaften werden nach einer entsprechenden Diagnose abgebrochen.[2] Auch dieses Risiko kann durch B-Vitamine, vor allem Folsäure, entschieden gemindert werden.

---

[1] Drei B-Vitamine schützen, Presseinformation der Ernährungs- und Vitamin-Information e. V., evi, Frankfurt 24. September 1998

[2] Orsolya Genzel-Boroviczény u. a.: Unverändertes Risiko für Neuralrohrdefekte, Kinderärztliche Praxis, 1/1997, S. 6

Aber leider ist gerade Folsäure häufig Mangelware: Die von der Deutschen Gesellschaft für Ernährung (DGE) empfohlenen 400 Mikrogramm täglich bekommen viele nicht. In der Schwangerschaft werden gar 600 Mikrogramm dieses B-Vitamins benötigt – das ist über die Ernährung nur schwer zu schaffen. Die Folge: Neun von zehn werdenden Müttern fehlt Folsäure.[3] Experten raten Schwangeren deshalb, zusätzlich zu einer ausgewoge-

---

[3] „Neun von zehn Schwangeren fehlt Folsäure", Ärzte Zeitung, 24. 8. 1998

---

## Die Vitamine A, D und K

Ein Mangel an Vitamin A, der über Supplemente ausgeglichen werden müsste, herrscht in Deutschland in aller Regel nicht.[1] Vitamin A beziehen wir nicht nur aus Fisch, Milch, Ei und Leber, sondern auch aus den pflanzlichen Carotinoiden – der Körper kann beispielsweise aus Betacarotin selbst Vitamin A herstellen, deshalb heißt es auch Provitamin A. Weil ein Übermaß an Vitamin A zu Vergiftungserscheinungen führt, sind hochdosierte Vitamin-A-Präparate verschreibungspflichtige Arzneimittel, in Nahrungsergänzungsmitteln ist Vitamin A gar nicht enthalten. Da die Unterversorgung unwahrscheinlich ist, besteht für eine Selbstbehandlung mit reinem Vitamin A wenig Anlass.

Vitamin D kann unser Organismus unter Einwirkung von Sonnenlicht selber bilden, wir nehmen es aber auch mit der Nahrung auf, vor allem aus Seefisch, Milch, Eiern und Margarine, der Vitamin D künstlich zugesetzt wird. Der gesunde Erwachsene ist in unseren Breiten in der Lage, seinen Bedarf durch Eigensynthese zu decken, wenn er sich in ausreichendem Maße der Sonne aussetzt.

Säuglinge erhalten zusätzlich Vitamin D, um einer früher weit verbreiteten Rachitis vorzubeugen. Auch bei älteren, bettlägerigen Menschen kann eine Zufuhr des Vitamins in Tablettenform sinnvoll sein. Da Vitamin D – ebenso wie Vitamin A – in hohen Dosen zu Vergiftungserscheinungen führen kann, ist es für Nahrungsergänzungsmittel nicht zugelassen.

Vitamin K kommt sowohl in pflanzlichen wie auch in tierischen Lebensmitteln vor – grüne, blattförmige Pflanzen sind besonders Vitamin-K-reich, Fleisch zeigt mittlere Gehalte und Obst sowie Getreide sind relativ arm an Vitamin K. Da bislang nur ungenaue Gehaltsangaben verschiedener Lebensmittel vorliegen und auch der Vitamin-K-Bedarf des Menschen nicht genau bekannt ist, können auch keine verlässlichen Aussagen zur Bedarfsdeckung getroffen werden. Nahrungsergänzungsmittel mit Vitamin K gibt es nicht.

---

[1]  K.-H. Bässler u. a. (Anm. 5), S. 249

nen Ernährung täglich 400 Mikrogramm Folsäure als Nahrungsergänzung einzunehmen. Diese Empfehlung richtet sich auch an Frauen, die ein Baby erst „planen": Denn nur eine ausreichende Folsäureversorgung bereits zu Beginn einer Schwangerschaft stellt sicher, dass sich das Fehlbildungsrisiko auf ein Minimum reduziert.[4]

Untersuchungen haben gezeigt, dass 400 Mikrogramm ausreichen, um die normalen Homocysteinspiegel gesunder Personen signifikant zu senken. Die durchschnittliche Folsäureaufnahme liegt zur Zeit jedoch deutlich darunter.[5] Die Experten der American Heart Association raten dazu, diese Mengen in erster Linie über die Ernährung zuzuführen. Als Folsäure-Quelle empfehlen die Herzspezialisten grüne Blattgemüse, Zitrusfrüchte, Fruchtsäfte und Gemüse, als Vitamin-$B_6$-Lieferanten Vollkornprodukte, Leber, Spinat, grüne Bohnen und Bananen, als Vitamin-$B_{12}$-Spender Leber, Nieren, Fleisch, Fisch, Eier und Milch.[6] Folsäure können US-Bürger übrigens seit einiger Zeit auch

---

4   Mineralstoffe, Spurenelemente und Vitamine in der Gesundheitsvorsorge, Hrsg. Bertelsmann Stiftung, Gütersloh 1998, S. 18
5   K.-H. Bässler u. a.: Vitamin-Lexikon für Ärzte, Apotheker und Ernährungswissenschaftler, 2. Auflage, Gustav Fischer Verlag Stuttgart 1997, S. 119
6   Schützt Folsäure vor Infarkt?, Münchner Medizinische Wochenschrift 14/1999, S. 16

## Lebensmittel mit eingebautem Schutzfaktor

**Vitamin E:** Weizenkeime, Sonnenblumen- und Olivenöl, Nüsse, Vollgetreideprodukte, Margarine.

**Vitamin C:** Paprika, Kohl, Spinat, Kartoffeln, Tomaten, Zitronen, Orangen, Grapefruit, Melonen.

**Folsäure:** Grüne Gemüse wie Brokkoli und Spinat, Orangen, Vollkornerzeugnisse, Leber.

**Vitamin $B_6$:** Vollkornprodukte (Reis, Gerste), Hefe, Muskelfleisch, Leber, Niere, Ei.

**Vitamin $B_{12}$:** Leber, Niere, Käse, Milch, Sauerkraut, Rindfleisch.

**Carotinoide:** Diese Pflanzenfarbstoffe stecken vor allem in rot-gelbem und dunkelgrünem Gemüse und Obst. Carotinoide sind fettlöslich: Gemüse und Salat also immer mit ein wenig Fett zubereiten.

**Alphacarotin:** Karotten, Kürbis.

**Betacarotin:** Karotten, grünes Blattgemüse, Aprikosen, Honigmelonen, Kürbis, Süßkartoffeln.

**Lycopin** (das so genannte Tomatencarotin ist ein noch wirkungsvollerer Herzschutzfaktor als Betacarotin): Tomaten und Tomatenprodukte wie Tomatensaft oder Ketchup, Guaven, rosa Grapefruits, Wassermelonen.

**Lutein und Zeaxanthin:** Grünkohl, Spinat, Brokkoli, Kopfsalat, Kiwi, schwarze Johannisbeeren.

aus manchen Mehlsorten beziehen: Eine amerikanische Studie hatte zeigen können, dass aufgrund der Anreicherung deutlich weniger Personen einen erhöhten Homocysteinspiegel aufwiesen als zuvor. Ernährungswissenschaftler fordern eine solche Lebensmittelanreicherung auch für Deutschland.[7]

Ein Mangel an Folsäure scheint einigen epidemiologischen Studien zufolge auch mit der Entstehung von bestimmten Krebsarten in Zusammenhang zu stehen.[8] In der Nurses' Health Study beispielsweise zeigte sich, dass das Risiko, einen Dickdarmkrebs zu bekommen, nach 15-jähriger Folsäureeinnahme um 75 Prozent reduziert wurde.[9]

Wenn man die Empfehlungen der DGE zugrunde legt, dann brauchen wir uns um die Versorgung mit **Vitamin C** in den meisten Fällen keine Sorgen zu machen – große Teile der Bevölkerung nehmen soviel Vitamin C zu sich, wie die DGE empfiehlt:[10] Das sind 100 Milligramm für Erwachsene, 110 Milligramm für Schwangere und 150 Milligramm für Stillende. Dabei ist die normale Nahrung übrigens nicht die wichtigste Quelle für Vitamin C: Die in den 80er Jahren durchgeführte Nationale Verzehrsstudie ergab, dass durchschnittlich 28 Prozent der täglichen Vitamin-C-Menge mit vitaminierten Erfrischungsgetränken aufgenommen wird. Erst danach folgen Frischgemüse mit 23 und Südfrüchte mit 13 Prozent.

Einigkeit darüber, wieviel Vitamin C unserer Gesundheit denn nun tatsächlich zuträglich ist, herrscht unter Experten keinesfalls: Während einige täglich mehrere Gramm empfehlen, halten andere schon wenige Milligramm für ausreichend, um Mangelsymptome zu verhüten. Klar ist, dass Menschen, die unter großem Stress stehen, sowie Raucher einen erhöhten Vitamin-C-Bedarf haben. Alkoholiker und Personen mit erhöhten Blutfettwerten brauchen ebenfalls mehr Vitamin C und profitieren von einer Nahrungsergänzung. Schwangere, Stillende, starke Raucher, alleinstehende ältere Menschen und Personen, die sich einseitig ernähren, können sich mit

---

7 B-Vitamin Folsäure: Menschen in den USA profitieren von Lebensmittelanreicherung, Presseinformation der Ernährungs- und Vitamin-Information e. V., evi, Frankfurt 10. Juni 1999

8 Gemüse und Obst für eine gesunde Ernährung. Sekundäre Pflanzenstoffe als Wirkstoffe, Auswertungs- und Informationsdienst für Ernährung, Landwirtschaft und Forsten (aid) e. V., Bonn 1998, S. 8

9 Multivitamine schützen vor Darmkrebs, Apotheken Praxis 6/1999

10 Essen und Trinken in Deutschland. Kurzfassung des Ernährungsberichtes 1996 der DGE, Hrsg. vom Auswertungs- und Informationsdienst für Ernährung, Landwirtschaft und Forsten (aid) e. V., Bonn 1998, S. 8

# Vitaminschonend einkaufen und zubereiten

- Eine der wichtigsten Ernährungsregeln heißt: Fünfmal täglich Obst und Gemüse essen. Beginnen Sie schon morgens, essen Sie beispielsweise frisches Obst zu Müsli oder Joghurt.

- Am Arbeitsplatz und zu Hause immer einen Vorrat an Bananen, Äpfeln oder Orangen anlegen – für die gesunde Zwischenmahlzeit.

- Mit einem Glas Frucht- oder Gemüsesaft (ruhig aus der Flasche) können Sie maximal eine Portion Obst oder Gemüse pro Tag ersetzen.

- Manche Vitamine bauen sich rasch ab: Also beim Händler Finger weg von Salat, Gemüse oder Früchten, die schon schrumpelig oder welk sind – das beweist eine zu lange Lagerung. Alternativ ruhig zu Tiefkühlkost greifen (damit sind keine Tiefkühl-Fertiggerichte gemeint, sondern pures Obst oder Gemüse!).

- Werden Obst und Gemüse für eine längere Lagerung zu Hause tiefgefroren, vorher blanchieren: Das zerstört Enzyme, die Vitamine abbauen.

- Obst und Gemüse zu Hause dunkel und kühl lagern, zum Beispiel im Keller oder im Gemüsefach des Kühlschlanks. Möglichst rasch verarbeiten.

- Auch bei der Weiterverarbeitung geht's den Vitaminen an den Kragen: Deshalb Gemüse und Salat erst nach dem Waschen unter fließend kaltem Wasser zerkleinern. Nie lange im Wasser liegen lassen – das laugt Vitamine und Mineralstoffe aus.

- Viele wertvolle Inhaltsstoffe sitzen direkt unter der Schale: Obst deshalb möglichst nicht schälen, Tomaten nicht enthäuten und Kartoffeln mit der Schale kochen.

- Gemüse in wenig Wasser garen, blanchieren, mit speziellen Topfeinsätzen dämpfen, mit etwas Pflanzenöl dünsten oder grillen – all das ist nährstoffschonender als Kochen in reichlich Wasser.

- Wenn doch gekocht werden soll: Nahrungsmittel möglichst erst in das kochende Wasser geben, aufkochen lassen und dann bei mittlerer Temperatur fertig garen. Garflüssigkeit immer weiter verwenden, zum Beispiel für die Zubereitung von Saucen oder Suppen.

- Speisen nicht zu lange warm halten. Vitaminschonender ist Abkühlen und erneutes Erhitzen.

- Geben Sie Selbstgekochtem den Vorzug vor Konserven und Fertiggerichten: Industriell zubereitete Nahrung enthält häufig zu viel Salz und Phosphat, was den Mineralienhaushalt stören kann.

zusätzlichen Tagesdosen von 50 bis 225 mg Vitamin C ausreichend versorgen.[11]

Studien geben außerdem Hinweise darauf, dass Vitamin C dazu beitragen kann, bestimmten Krankheiten vorzubeugen: So weiß man beispielsweise, dass größere Mengen Vitamin C das Immunsystem stimulieren und damit den Ausbruch von Infektionskrankheiten verhindern bzw. ihren Verlauf lindern können. Wahrscheinlich schützt Vitamin C die Phagozyten – körpereigene Fresszellen, die für die Zerstörung von Viren und Bakterien mitverantwortlich sind – davor, sich selbst zu zerstören und verhilft ihnen so zu einer längeren Lebensdauer. Vitamin C vermindert Untersuchungen zufolge nicht das Risiko, überhaupt eine Erkältung zu bekommen, dafür aber Dauer und Schweregrad der Erkrankung, die um durchschnittlich 20 Prozent abgesenkt werden.[12]

Auch wird Vitamin C eine vorbeugende Rolle bei der Entstehung von Krebs zugesprochen – es kann zum Beispiel verhindern, dass sich hochgiftige, krebserregende Nitrosamine im Körper bilden. Und schließlich zeigte sich, dass Menschen mit einem hohen Vitamin-C-Blutspiegel ein geringeres Risiko haben, eine Herzerkrankung zu bekommen (siehe auch S. 142 „Mit Antioxidantien gegen Herzinfarkt und Krebs").[13]

In den USA halten führende Wissenschaftler eine generelle tägliche Zufuhr von 200 Milligramm für wünschenswert. Durch geschickte Zusammenstellung der Nahrung lässt sich dieser Wert ohne Mühe erreichen.[14]

Megadosen Vitamin C lehnen die meisten Wissenschaftler ab. Neu entfacht wurde die Diskussion, ob viel denn nun auch viel hilft oder nicht vielmehr schadet, im Frühjahr 1998: Damals wurden viele Verbraucher durch eine kleine Meldung in Zeitungen und Zeitschriften verunsichert: Wissenschaftler der Universität Leicester in England hatten 30 gesunden Studienteilnehmern täglich 500 Milligramm Vitamin C verabreicht. Nach sechs Wochen fanden sie nicht nur bestätigt, dass Vitamin C antioxidativ wirksam ist, sondern mussten leider außerdem feststellen, dass es oxidative Schäden an der DNA der weißen Blutkörperchen verursacht hatte.[15]

---

[11] K.-H. Bässler u. a. (Anm. 5), S. 218, 222, 230

[12] Henning Schröder: Antioxidantien. Fangen Sie die Radikale! Deutsche Apotheker Zeitung 38/99, S. 75

[13] K.-H. Bässler u. a. (Anm. 5), S. 220

[14] Wieviel Vitamin C braucht der Mensch?, Münchner Medizinische Wochenschrift, 6/1998, S. 18

[15] Vitamin C schädigt Lymphozell-Erbgut bei Menschen, Ärzte Zeitung, 9. April 1998

Zwar handelt es sich hier um eine sehr kurze Studiendauer und nur sehr wenige Teilnehmer – eines macht die Untersuchung dennoch deutlich: Die Wissenschaft kennt noch längst nicht der Weisheit letzten Schluss. Weitere Studien müssen ermitteln, welche Vitamin-C-Dosis schützt und welche vielleicht schadet. Der für alle Zellfunktionen optimale Vitamin-C-Spiegel muss noch gefunden werden, und eine Idealdosis für jedermann wird es wahrscheinlich nicht geben.[16]

---

[16] Wieviel Vitamin C braucht der Mensch? (Anm. 14)

# Mineralstoffe und Spurenelemente – kleine Mengen, große Wirkung

Wie auf die Vitamine, so trifft auf Mineralstoffe und Spurenelemente dreierlei zu: Ohne sie geht in unserem Organismus gar nichts, wir müssen sie täglich mit der Nahrung zu uns nehmen, und – ihre Erforschung steckt noch in den Kinderschuhen. In fein ausgeklügelter Balance sind Mineralstoffe wie Natrium, Kalium, Calcium und Magnesium sowie Spurenelemente, zum Beispiel Eisen, Kupfer, Selen, Zink und Jod, an allen Stoffwechselprozessen beteiligt. Mineralstoffe müssen wir in verhältnismäßig hohen Dosen zu uns nehmen – mehrere Gramm täglich –, Spurenelemente hingegen, wie der Name schon andeutet, in geringerer Menge: tausendstel oder gar millionstel Gramm sind genug. Normalerweise reicht dafür eine abwechslungsreiche und ausgewogene Enährung, aber trotz unseres guten Nahrungsmittelangebotes ist die Versorgung mit einigen Mineralien nicht immer sichergestellt.

Akute Mangelerscheinungen an den Spurenelementen **Zink, Kupfer, Kobalt, Mangan** und **Molybdän** sind unter normalen Ernährungs- und Lebensbedingungen so gut wie unbekannt oder treten nur bei seltenen Erkrankungen auf.[1] Der kritische Medikamentenführer „Bittere Pillen" bezieht sich auf ein amerikanisches Standardwerk, das beispielsweise über das Spurenelement Kupfer sagt, es gäbe keinen Beweis, dass es zusätzlich zu einer normalen Nahrung gegeben werden sollte, weder vorbeugend noch therapeutisch.

Auch ein **Natrium**-Mangel ist hierzulande selten, wir nehmen ganz im Gegenteil eher zuviel dieses Mineralstoffs zu uns. Das liegt an unserem hohen Salzverbrauch – Salz ist chemisch gesehen nichts anderes als Natriumchlorid. Und nicht nur das am eigenen Herd gewürzte Essen, auch üppig gesalzene Konserven oder Fertiggerichte kommen häufig auf den Tisch. Eine Unterversorgung mit **Phosphor** tritt in der Regel nur als Begleiterscheinung von Nierenfunktionsstörungen und Vitamin-D-Mangel auf. Dieses Mineral, das in Wurstwaren, Schmelzkäse, Colagetränken oder in den Konservierungsstoffen von Fertigprodukten steckt, bekommen wir ebenfalls meist im Übermaß. Phosphor ist zwar eine wichtige Bausubstanz der Knochen, ein

---

[1]  Kurt Langbein u. a.: Bittere Pillen, Kiepenheuer & Witsch, Köln 1999, S. 767

starker Überschuss aber behindert die Aufnahme von Calcium aus der Nahrung.[2] Ein Phosphor-Überschuss wird außerdem mit der kindlichen Hyperaktivität in Zusammenhang gebracht.[3]

Hohe Dosen bestimmter Mineralien können schaden – vielleicht können sie in manchen Fällen aber auch segensreich sein. Seit einiger Zeit geben Studien Anlass zu der Vermutung, dass manche Mineralien – ähnlich wie bestimmte Vitamine – in größeren Mengen wie ein Arzneimittel wirken und beispielsweise zur Krebsvorsorge beitragen könnten. Diese Studien sind jedoch noch nicht weit genug fortgeschritten, um daraus Schlussfolgerungen für die Praxis zu ziehen. Wer einfach größere Mengen einzelner Mineralien zu sich nimmt, ohne dass vom Arzt vorher wirklich ein Mangel festgestellt wurde, riskiert nicht nur, das Gleichgewicht seines Mineralstoff-Haushaltes empfindlich durcheinander zu bringen, sondern auch die Anzeichen ernster Störungen zu verschleiern. Mega-Mineralstoffdosen sind bislang nicht zu empfehlen, weil sie schwere gesundheitliche Störungen nach sich ziehen können! Sinnvolle, den Empfehlungen der Deutschen Gesellschaft für Ernährung (DGE) angepasste Mengen sind in vielen Multivitaminpräparaten enthalten. Solche Produkte können in Zeiten eines erhöhten Bedarfs durchaus sinnvoll sein: also während der Wachstumsphase, in der Schwangerschaft oder Stillzeit und im Alter. Ebenso profitieren Sportler und Menschen, die unter großem Stress stehen. Sprechen Sie mit Ihrem Arzt oder Apotheker über ein geeignetes Präparat. In vielen Fällen sind auch Zubereitungen mit einzelnen Mineralien sinnvoll – entsprechende Empfehlungen finden Sie im Folgenden.[4] Die empfohlenen Mengen beziehen sich auf Erwachsene.

Der Mineralstoff **Calcium** ist unverzichtbar für den optimalen Aufbau von Knochen und Zähnen. Außerdem ist es für die Herz-, Nerven- und Muskeltätigkeit, die Blutgerinnung und den Transport von Stoffen in und aus den Körperzellen wichtig. In ihrem Ernährungsbericht stellt die DGE fest, dass keine Altersgruppe die empfohlenen Werte erreicht. Phosphor (s. o.) und Oxalsäure, etwa in Rhabarber, Spinat und Mangold, hemmen die Aufnahme von Calcium aus der Nahrung. Auch die übermäßige Einnahme von Ballaststoffen wie Kleie und mehr als 30 Gramm Alkohol täglich (das

---

2  Osteoporose, Hrsg. Deutsches Grünes Kreuz, Marburg 1996, S. 9
3  Franz Binder u. a.: Handbuch der gesunden Ernährung, dtv, München 1993, S. 251
4  DGE, Hrsg. Referenzwerte für die Nährstoffzufuhr, Frankfurt/M. 2000

entspricht etwa 0,4 Liter Wein) können diesen Effekt haben. Mehr als vier Tassen Kaffee pro Tag wirken so harntreibend, dass viel Calcium verloren geht. Auf all diese Lebensmittel muss man aber natürlich nicht verzichten – es kommt auf die richtige Menge und Zusammenstellung an. Übrigens braucht der Körper auch ausreichend Vitamin D, um das Calcium aus der Nahrung aufzunehmen – also viel an die frische Luft gehen, damit der Körper Vitamin D bilden kann, und häufig Vitamin-D-reichen Fisch wie Makrele, Hering oder Lachs essen. Während des Wachstums, in der Schwangerschaft und Stillzeit ist der Calciumbedarf erhöht. Ist die Versorgung über die tägliche Ernährung nicht gewährleistet, können Calciumtabletten sinnvoll sein. Chronischer Calciummangel ist ein entscheidender Risikofaktor für Osteoporose, den Schwund des festen Knochengewebes. Der beste Schutz vor dieser Krankheit, die zu Brüchen der Wirbelkörper, des Oberschenkelhalses und zu einem „Witwenbuckel" führt, ist die ausreichende Calciumzufuhr von frühester Jugend an. Liegt bereits eine Osteoporose vor, so halten Experten die dauerhafte Nahrungsergänzung mit Calcium und Vitamin D für die Basis einer effektiven Therapie. Als empfohlene Dosierung gelten 1000 Milligramm Calcium und 200 bis 400 Internationale Einheiten (I.E.) Vitamin D.[5]

**Empfohlene Tageszufuhr:** 800 bis 1000 Milligramm, Schwangere 1200 Milligramm, Stillende 1300 Milligramm.

**Reich an Calcium:** Milch und Milchprodukte, Camembert, Hartkäse, Grünkohl, Fenchel, Brokkoli, Lauch, Sojabohnen und verschiedene Mineralwässer.

**Chrom** spielt eine zentrale Rolle im Kohlenhydrat- und Fettstoffwechsel. Es ist ein Kofaktor des Hormons Insulin und hilft, den Blutzuckerspiegel im Gleichgewicht zu halten. Auch den Cholesterinspiegel beeinflusst Chrom. Ein Chrommangel kann entstehen, wenn man überwiegend Lebensmittel isst, die industriell verarbeitete und raffinierte Kohlenhydrate enthalten, wie etwa Kristallzucker und Weißmehl. Diabetiker scheiden wegen ihres gestörten Zuckerstoffwechsels vermehrt Chrom über den Urin aus und können deshalb unterversorgt sein. Untersuchungen haben gezeigt, dass sowohl Zuckerkranke als auch Menschen mit Fettstoffwechselstörungen (Hypogly-

---

[5]  Chronischer Kalziummangel begünstigt Osteoporose, Ärzte Zeitung, 1. Juli 1998, S. 17

kämiker) von höheren Dosen Chrom profitieren können.[6] Im Tierexperiment fand man außerdem heraus, dass Mäuse zuckerkrank wurden, wenn sie nur wenig Chrom mit der Nahrung bekamen.[7] Weitere Untersuchungen sind erforderlich: Erkenntnisse über eine mögliche vorbeugende Wirkung von Chrom stehen erst am Anfang.

**Empfohlene Tageszufuhr:** 30 bis 100 Mikrogramm.

**Reich an Chrom:** Schweinefleisch, Pilze, Mais, Meeresfrüchte, Käse, Vollkornprodukte, Kartoffeln, schwarzer Tee.

Die Versorgung mit **Eisen**, so stellt die DGE in ihrem Ernährungsbericht 1996 fest, ist vor allem bei Mädchen und Frauen vor den Wechseljahren kritisch: Drei von vier Frauen nehmen deutlich weniger Eisen auf als empfohlen.[8] Eisen versorgt die Zellen mit Sauerstoff und hilft bei der Bildung roter Blutkörperchen. Ein Eisenmangel entwickelt sich langsam, denn der Körper geht zuerst an seine Reserven. Oft ist eine Unterversorgung erst nach Jahren erkennbar, sie äußert sich in Konzentrationsschwäche, blasser Haut, Müdigkeit und Kopfschmerzen. Aufgrund solcher Symptome aber einfach ein Eisenpräparat zu nehmen, kann fatal sein, denn neuere Untersuchungen bestätigen das, was Mediziner die „Eisen-Hypothese" nennen. Diese Hypothese vermutete einen Zusammenhang zwischen hohen Eisenspiegeln im Blut und Herz-Kreislauf-Erkrankungen. Studien konnten nun zeigen, dass zu viel Eisen im Körper die Bildung freier Radikale und damit Arteriosklerose und Herzinfarkt fördert (siehe auch S. 142 „Mit Antioxidantien gegen Herzinfarkt und Krebs?").[9] Nicht übermäßig viel rotes, eisenreiches Fleisch essen, heißt deshalb der eine Rat. Der andere lautet: Nur dann ein Eisenpräparat nehmen, wenn eine Blutuntersuchung ergeben hat, dass der Körper wirklich Bedarf hat.

**Empfohlene Tageszufuhr:** 10 bis 15 Milligramm, Schwangere 30 Milligramm, Stillende 20 Milligramm.

6   Uwe Gröber: Chrom – ein essentielles Spurenelement, PTA heute, 9/1999, S. 939

7   M. Erler u. a.: Ist Chrom ein essentielles oder ein toxisches Element?, Münchner Medizinische Wochenschrift 19/1997, S. 41

8   Essen und Trinken in Deutschland. Kurzfassung des Ernährungsberichts 1996 der Deutschen Gesellschaft für Ernährung e. V. (DGE), Hrsg. vom Auswertungs- und Informationsdienst für Ernährung, Landwirtschaft und Forsten (aid) e. V., 1998

9   Heinz Dieter Rödder: Hohe Eisenspiegel im Blut steigern das Risiko für einen Herzinfarkt, Ärzte Zeitung, 22. September 1999

**Reich an Eisen:** Die besten Eisenquelle sind Fleisch und Innereien, außerdem steckt es in Fisch, Hülsenfrüchten, Vollkornprodukten, Pfifferlingen und grünem Blattgemüse. Eisen aus tierischer Nahrung kann der Körper besser verwerten als pflanzliches Eisen. Vitamin C, etwa aus einem Glas Orangensaft zum Essen, verbessert die Eisenaufnahme, viel schwarzer Tee und Kaffee verschlechtern sie. Dass Spinat extrem eisenreich ist, ist längst widerlegt – zudem ist Eisen aus Spinat nur schlecht verwertbar.

## Neue Empfehlungen für die Nährstoffzufuhr

Die Vorbeugung von Krankheiten – und die Rolle, die Vitamine, Mineralstoffe und Co. dabei spielen – gewinnt immer mehr an Bedeutung. Diesem Umstand sollen die neuen Nährstoffempfehlungen Rechnung tragen, die Experten zur Zeit in Kanada und den USA erarbeiten: Dabei werden die Recommended Dietary Allowances (RDA) durch die Dietary Reference Intakes (DRI) ersetzt. Die neuen DRIs schreiben nicht mehr nur eine Bedarfsmenge fest, die einem Mangel bzw. einer Unterversorgung vorbeugen. Sie legen vielmehr die Mengen fest, die über die normalen Tagesempfehlungen hinausgehen und der Prävention dienen – die DRIs betonen also den Nutzeffekt einer gesunden Ernährung. Außerdem werden Nährstoffe in die Empfehlungen integriert, die vermutlich günstig auf die Gesundheit wirken, obwohl ihre Aufnahme bisher nicht als lebensnotwendig galt.

Die DRIs unterteilen sich in vier Größen: **Estimated Average Requirement (EAR)** ist der Basiswert, der in umfangreichen Studien ermittelt wurde: Diese Nährstoffmenge deckt den Bedarf von etwa der Hälf-

te der Bevölkerung. **Recommended Dietary Allowances (RDA)** kennzeichnet die Menge, die den Bedarf von 97 bis 98 Prozent der Bevölkerung deckt. Fehlen zuverlässige Daten zur Ermittlung von RDA oder EAR, wird der **Adequate Intake (AI)** angegeben, zu Deutsch die „angemessene Aufnahme". Er definiert die geschätzte oder in Experimenten ermittelte Aufnahmemenge, die offensichtlich zur Bedarfsdeckung von Versuchsgruppen mit gesunden Personen führt. Ebenfalls neu eingeführt ist der **Tolerable Upper Intake Level (UL),** die höchste tolerierbare Aufnahmemenge eines Nährstoffes, die selbst langfristig nicht der Gesundheit schadet. Dieser Wert wird nur dann bestimmt, wenn unerwünschte Wirkungen bei hoher Dosierung bekannt sind. Experten hielten die Einführung dieses Wertes für notwendig, weil der Verzehr von Vitamin- und Mineralstoffpräparaten sowie von nährstoffangereichertem Functional Food ständig zunimmt.

Die Deutsche Gesellschaft für Ernährung (DGE) hat ihre Nährstoffempfehlungen in diesem Jahr ebenfalls überarbeitet.

**Fluor** härtet den Zahnschmelz und macht die Zähne widerstandsfähig gegen Karies. Gemeinsam mit Calcium sorgt es für die Stabilität und das Wachstum der Knochen. Nach Angaben des Bundesinstitutes für gesundheitlichen Verbraucherschutz und Veterinärmedizin (BgVV) belegen zahlreiche wissenschaftliche Studien, dass die zusätzliche Aufnahme von Fluoriden, zum Beispiel über fluoridiertes Speisesalz (am besten in Kombination mit Jod!), wichtig für die Kariesprophylaxe ist und keineswegs eine Gesundheitsgefährdung darstellt.[10] Unsere Nahrung ist übrigens deshalb so fluorarm, weil die Böden in unseren Breiten während der Eiszeit durch Gletscher und die daraus entspringenden Gewässer ausgelaugt wurden. Das gleiche gilt für Jod.[11]

**Empfohlene Tageszufuhr:** 1,5 bis 4 Milligramm.

**Reich an Fluor:** Fisch, Meeresfrüchte, schwarzer Tee, Vollwertgetreide, fluoridiertes Speisesalz.

Fast alle Menschen in Deutschland nehmen zu wenig **Jod** auf, weiß die DGE aus ihren Erhebungen. Nach einer Studie im Auftrag des Bundesministeriums für Gesundheit fehlen Erwachsenen und Jugendlichen täglich 60 bis 80 Mikrogramm Jod in der Nahrung.[12] Ohne dieses Spurenelement kann die Schilddrüse nicht richtig arbeiten, sie produziert zu wenig Schilddrüsenhormone – die Stoffwechselprozesse im Körper geraten durcheinander. Die Schilddrüse versucht, den Mangel auszugleichen, indem sie wächst, um so das wenige Jod optimal ausnutzen zu können – ein Kropf entsteht. Antriebslosigkeit, ständige Müdigkeit, spröde Haut und Haare können Anzeichen für einen Jodmangel sein. Auch wer wöchentlich zwei- bis dreimal Seefisch isst und ausschließlich Jodsalz verwendet, kann noch ein Jod-Manko haben. Untersuchungen zufolge sind werdende Mütter, Neugeborene, stillende Frauen und deren Babys besonders schlecht mit Jod versorgt, wenn zusätzlich zur Ernährung keine Jodtabletten eingenommen werden. Während der Schwangerschaft und in der Stillzeit ist eine Supplementierung schon deshalb ratsam, weil der Bedarf erheblich steigt: Experten empfehlen, nach Absprache mit dem Arzt 100 bis 200 Mikrogramm zusätzlich zur Nahrung

---

[10] BgVV empfiehlt Einsatz von fluoridiertem Speisesalz, Deutsche Apotheker Zeitung, 15. Juli 1999, S. 8

[11] Mineralstoffe und Spurenelemente. Leitfaden für die ärztliche Praxis, Hrsg. Stiftung Bertelsmann, Gütersloh 1992, S. 21

[12] Bessere Jodversorgung in Deutschland, Presseinformation des Arbeitskreises Jodmangel, Groß-Gerau, 8. März 1999

aufzunehmen.[13] Etwa ein Drittel aller werdenden Mütter entwickeln am Ende der Schwangerschaft einen Kropf, wenn sie auf diese Substitution verzichten. Schon ein leichter Jodmangel schadet nicht nur der Mutter, sondern kann zudem die spätere geistige Entwicklung des Kindes beeinträchtigen. Das ergab jetzt eine US-Studie.[14]

**Empfohlene Tageszufuhr:** 180 bis 200 Mikrogramm, Schwangere 230 Mikrogramm, Stillende 260 Mikrogramm.

**Reich an Jod:** Mit Ausnahme von Seefisch (auch geräuchert oder als Konserve) und Meeresfrüchten sind unsere Lebensmittel relativ jodarm. Deshalb unbedingt jodiertes Speisesalz verwenden!

Zusammen mit Natrium und Chlorid reguliert **Kalium** den Wasserhaushalt unseres Körpers. Es normalisiert den Herzschlag und sorgt für ein reibungsloses Funktionieren von Muskeln und Nerven. Ein Kaliummangel kann dann auftreten, wenn harntreibende Mittel, etwa zur Behandlung von Bluthochdruck oder Ödemen, eingenommen werden. Auch Cortison und der ständige Gebrauch bestimmter Abführmittel können diesen Effekt haben. Eine Unterversorgung mit Kalium macht sich durch einen trockenen Mund, ständigen Durst, Muskelkrämpfe oder -schmerzen und Müdigkeit bemerkbar.

**Empfohlene Tageszufuhr:** 2 Gramm.

**Reich an Kalium:** Vollkorn, Hülsenfrüchte, Bambussprossen, Sojabohnen, Bananen, Trockenfrüchte.

**Magnesium** ist am Aufbau von Knochen und Zähnen beteiligt. Es ist wichtig für Nerven und Muskeln und für die Herzgesundheit. Außerdem schützt es vor den Auswirkungen von Stress. Wer viel Calcium, etwa in Form von Tabletten, und viel Natrium zu sich nimmt, braucht auch mehr Magnesium. Ähnlich wie bei Kalium können Diuretika und Abführmittel zu einer Unterversorgung führen. Die Einnahme eines reinen Magnesiumpräparates ist nur bei einem diagnostizierten Mangel empfehlenswert – das kommt beispielsweise bei Alkoholikern oder Menschen mit einseitiger Ernährung vor. Die Autoren des Medikamentenführers „Bittere Pillen" urteilen kritisch: „In den

---

[13] Mineralstoffe, Spurenelemente und Vitamine in der Gesundheitsvorsorge, Hrsg. Bertelsmann Stiftung, Gütersloh 1992, S. 20

[14] Jodsalz reicht nicht aus, Schwangere vor einem Struma zu bewahren, Ärzte Zeitung, 15./16. Oktober 1999

letzten Jahren ist die Verschreibung von Magnesium zur Mode geworden – Magnesium soll angeblich gegen Arteriosklerose, psychosomatische Beschwerden, vegetative Dystonie, Stress, Durchblutungsstörungen, Lärmempfindlichkeit, Alkoholmissbrauch, zur Thromboseprophylaxe und viele andere Beschwerden helfen. Dafür gibt es jedoch keine seriösen Belege."[15]

**Empfohlene Tageszufuhr:** 300 bis 400 Milligramm, Stillende 390 Milligramm.

**Reich an Magnesium:** Vollkornprodukte, Hülsenfrüchte, Spinat, Salat, Nüsse, Bananen, Tofu.

Das Spurenelement **Selen** ist ein Bestandteil verschiedener Enzyme, die wiederum die Zellen vor der Bildung aggressiver Sauerstoffpartikel schützt. Es wirkt durch diese Enzyme ähnlich antioxidativ wie Vitamin E. Für bestimmte Risikogruppen und für Veganer, die auf jegliche tierische Lebensmittel verzichten, könnte die zusätzliche Zufuhr von Selen unter Umständen sinnvoll sein. Bei Selen besteht zwischen der nützlichen und der schädlichen Dosis jedoch nur eine geringe Differenz. Die Stiftung Warentest empfiehlt deshalb, Selenpräparate nur dann einzunehmen, wenn nachgewiesenermaßen ein Mangel herrscht.[16] Eine Studie, die an verschiedenen amerikanischen Krebszentren durchgeführt wurde, konnte zeigen, dass die Gabe von 200 Mikrogramm Selen täglich das Risiko erheblich senken kann, bestimmte Krebserkrankungen zu bekommen. Die Wissenschaftler halten jedoch weitere Untersuchungen für unbedingt nötig, bevor detaillierte Empfehlungen für eine eventuelle Selen-Supplementierung ausgesprochen werden können.[17]

**Empfohlene Tageszufuhr:** 30 bis 70 Mikrogramm.

**Reich an Selen:** Paranüsse, Fisch, Meeresfrüchte, Hefe.

Mit der täglichen Nahrung genügend **Zink** aufzunehmen, dürfte eigentlich kein Problem sein. Dass wir uns dennoch häufig an der unteren Grenze des täglichen Bedarfs bewegen, wird auf die industrielle Aufarbeitung und

---

15 Kurt Langbein u. a. (Anm. 1), S. 766
16 Selen: Kein Bedarf, Test 9/1998, S. 96
17 Larry C. Clark et. al.: Effects of Selenium Supplementation for Cancer Prevention in Patients With Carcinoma of the Skin, JAMA (The Journal of the American Medical Association), 25. Dezember 1996

falsche Zubereitung von Lebensmitteln, vor allem aber auf falsche Ernährungsgewohnheiten – viel Fast Food, zu fette und phosphatreiche Kost, zuviel Alkohol – zurückgeführt. Zink stärkt das Immunsystem, hilft bei Wundheilung und Akne und ist wichtig fürs Wachstum. Diabetes, Leber- und Nierenerkrankungen, Magen-Darm-Erkrankungen, aber auch die Einnahme bestimmter Arzneimittel wie Antazida, Diuretika, Lipidsenker und die „Pille" können jedoch zu einem Zinkmangel führen. Auch einseitige Ernährung ist problematisch: So sind beispielsweise strenge Vegetarier gefährdet, weil die im Getreide enthaltene Phytinsäure die Aufnahme von Zink hemmt. Zinkmangel kann sich in Müdigkeit, Haarausfall, schlechter Wundheilung und höherer Infektionsanfälligkeit äußern. Ein Wundermittel für die Immunabwehr ist Zink deshalb aber nicht – bevor man Zinktabletten nimmt, sollte der Zinkspiegel im Blut bestimmt werden.

**Empfohlene Tageszufuhr:** 7 bis 10 Milligramm, Schwangere 10 Milligramm, Stillende 11 Milligramm.

**Reich an Zink:** Meeresfrüchte, vor allem Austern, Rind- und Kalbfleisch, Leber, Camembert, Vollkorngetreide, Nüsse, grüner Tee.

# Essentielle Fettsäuren – Nahrung für Herz und Hirn

Schwangere haben häufig ganz besondere Gelüste: Nicht nur saure Gurken sind bei ihnen beliebt, sondern vor allem Fischiges à la Rollmops und Heringshappen. Frauen sollten ihrem Heißhunger ruhig nachgeben – die Natur hat diese Attacken, wie wir heute wissen, sehr vorausschauend eingeplant. Fette Kaltwasserfische wie Hering, Makrele, Lachs, Thunfisch, Sardinen und Heilbutt sind nämlich besonders reich an mehrfach ungesättigten Fettsäuren, vor allem Docosahexaensäure (DHA). Und genau diese Substanz steht seit einiger Zeit im Ruf, ungeheuer wichtig für die Entwicklung der kindlichen Intelligenz und des Sehvermögens zu sein. Untersuchungen haben gezeigt, dass Säuglinge, die über Muttermilch oder Babynahrung DHA bekommen, bei Sehtests und einfachen Intelligenztests deutlich besser abschneiden als solche, deren Kost diese Substanz nicht enthielt.[1]

Schwangere und stillende Frauen, so die Empfehlung der Wissenschaftler, sollten sich möglichst DHA-reich ernähren, um so eine optimale Versorgung ihres Kindes zu gewährleisten. Vollgestillte Babys erhalten über die Muttermilch, die zu 50 Prozent aus Fett besteht, genug wertvolle Fettsäuren – vorausgesetzt, die Mutter isst entsprechend. Außerdem befürworten die Experten eine Anreicherung herkömmlicher Babynahrung mit Omega-3-Fettsäuren – das ist der Oberbegriff für mehrfach ungesättigte Fettsäuren wie die DHA.

Omega-3-Fettsäuren gehören zu den lebensnotwendigen, also essentiellen Nährstoffen, die unser Körper nicht selbst herstellen kann. Bekommen wir zu wenig davon, äußert sich das nicht sofort in Mangelerscheinungen. Eine unzureichende Versorgung wird jedoch mit der Entstehung einer ganzen Reihe von Krankheiten in Verbindung gebracht. Erste Hinweise auf die Bedeutung der Omega-3-Fettsäuren im menschlichen Körper gab es Mitte der 40er Jahre. Damals unternahm der britischer Biochemiker Dr. Hugh Sinclair eine Forschungsreise nach Alaska. Dabei fiel ihm auf, dass die dort lebenden Eskimos selten einen Herzinfarkt erlitten und gleichzeitig gute Blutgerinnungswerte aufwiesen. Er vermutete einen Zusammenhang mit der sehr fischreichen Ernährung dieser Menschen, wurde aber zunächst nicht

---

[1] Docosahexaensäure in der Nahrung schärft den Blick von Babys, Ärzte Zeitung, 3./4. September 1999

ernst genommen. Erst später stellte man dann fest, dass Fische wie Lachs, Makrele und Hering hohe Konzentrationen an Omega-3-Fettsäuren aufweisen. Versuche bestätigten, dass diese Fettsäuren die Blutfettwerte verbessern und die Eigenschaften der Blutgerinnung sowie der Blutgefäße positiv beeinflussen.

Heute werden Omega-3-Fettsäuren weltweit intensiv erforscht – mit sehr interessanten Ergebnissen:

- Omega-3-Fettsäuren fördern die Durchblutung: Sie erweitern die Blutgefäße und machen zähflüssiges Blut dünnflüssiger. Gleichzeitig beugen sie der Bildung von Blutgerinnseln, so genannten Thrombosen vor, indem sie das Zusammenklumpen bestimmter Blutplättchen, der Thrombozyten, verhindern.

- Omega-3-Fettsäuren senken den Blutdruck: Unbehandelter Bluthochdruck kann auf Dauer zu Arteriosklerose und damit zu Herzinfarkt und Schlaganfall führen. Studien haben gezeigt, dass Omega-3-Fettsäuren den Blutdruck senken und so der Entstehung von Arteriosklerose entgegenwirken.

- Omega-3-Fettsäuren senken zu hohe Blutfette: Besonders die so genannten Triglyceride nehmen unter Einfluss von Omega-3-Fettsäuren ab, die Cholesterinwerte werden positiv beeinflusst, und das „gute", die Blutgefäße schützende HDL-Cholesterin steigt.[2]

- Omega-3-Fettsäuren schützen vor Herzinfarkt: Eine italienische Forschergruppe (GISSI) verabreichte über 11.000 Infarkt-Patienten zusätzlich zu ihren üblichen Medikamenten Omega-3-Fettsäuren. Die Untersuchung zeigte, dass die Fettsäuren nicht nur Blutgerinnseln vorbeugen und blutdrucksenkend wirken, sondern auch Herz-Arythmien entgegenwirken. Gerade dieses Aus-dem-Takt-geraten des Lebensmotors ist für Menschen, die bereits einen Herzinfarkt erlitten haben, der größte Risikofaktor, einen plötzlichen Herztod zu erleiden.[3]

Omega-3-Fettsäuren erweisen sich aber nicht nur als wirkungsvolles Mittel gegen Arteriosklerose, Herzinfarkt und Schlaganfall – sie können noch mehr:

---

[2] Omega-3-Lachsöl. Gesundheit aus dem Meer. Möglichkeiten und Grenzen von Omega-3-Fettsäuren in der modernen Medizin, Verbraucherbroschüre, Hrsg. Deutsches Grünes Kreuz (DGK), Marburg 1999.

[3] GISSI: Fischöl schützt nach Herzinfarkt, Ärztliche Praxis, 23. 3. 1999

- Omega-3-Fettsäuren wirken entzündungshemmend: Sie verringern die Bildung spezieller Substanzen, die im Körper für Entzündungsprozesse verantwortlich sind. Diese Eigenschaft macht sie interessant für den Einsatz gegen entzündliche Hauterkrankungen wie Psoriasis oder Neurodermitis und gegen Darmerkrankungen wie Colitis ulcerosa oder Morbus Crohn. Auch rheumatische Beschwerden und Arthritis lassen sich durch die Fettsäuren abmildern.
- Omega-3-Fettsäuren lindern allergische Beschwerden: Allergien werden mit einem Mangel an Omega-3-Fettsäuren in Verbindung gebracht. In entsprechender Dosierung sollen sie allergische Reaktionen abschwächen können.
- Omega-3-Fettsäuren scheinen Depressionen zu mildern: Die Forschung steht hier noch am Anfang, aber amerikanische Wissenschaftler geben sich optimistisch: Allerersten Daten zufolge sollen Omega-3-Fettsäuren eine positive Wirkung auf Menschen mit bestimmten depressiven Erkrankungen haben.[4]

Tausendsassa Omega-3-Fettsäuren? Wissenschaftler sind in der Tat begeistert von den vielfältigen Anwendungsmöglichkeiten dieser Stoffe. Wunderwaffen sind sie deshalb aber natürlich nicht. Wie können wir die vorbeugenden und heilsamen Eigenschaften der mehrfach ungesättigten Fettsäuren für unsere Gesundheit am besten nutzen? Zunächst einmal durch eine entsprechende Ernährung: Zwei- bis dreimal wöchentlich sollte fetter Kaltwasserfisch auf dem Speiseplan stehen – er darf ruhig geräuchert oder aus der Dose sein. Auch Pflanzen enthalten ungesättigte Fettsäuren: Verwenden Sie zur Zubereitung von Speisen und für Salatdressings pflanzliche Öle wie Lein-, Soja-, Raps- und Olivenöl.

Experten raten dazu, zur Krankheitsvorbeugung täglich mindestens 500 bis 1000 Milligramm Omega-3-Fettsäuren zu sich zu nehmen – bei einer medizinisch verordneten Therapie können die Dosierungen noch höher liegen.[5] Diese Mengen über die normale Ernährung oder auch über angereichertes Functional Food – Brot, Säfte und Schokoriegel mit Omega-3-Fettsäuren sind beispielsweise schon auf dem Markt – zu erreichen, ist schwierig. In solchen Fällen kann es sinnvoll sein, Nahrungsergänzungsmit-

---

4  Fischöl erregt jetzt auch Interesse der Neurologen, Ärzte Zeitung, 16. 3. 1999
5  Susanne Engel u. a.: Omega-3-Lachsöl. Gesundheit aus dem Meer, PTA heute 10/1998, S. 1005

tel oder freiverkäufliche Arzneimittel mit ausreichend hohen Dosen einzunehmen. Wirklich krankheitsvorbeugend wirken die Omega-3-Fettsäuren nämlich nur, wenn sie regelmäßig und über einen längeren Zeitraum zugeführt werden. Vorsicht: Wurden Ihnen gerinnungshemmende Medikamente verordnet, müssen Sie vor der zusätzlichen Einnahme von Omega-3-Fettsäuren unbedingt mit Ihrem Arzt sprechen!

Statt spezieller Fischöl-Präparate zu Lebertran zu greifen, ist übrigens nicht empfehlenswert: Lebertran enthält vergleichsweise wenig Omega-3-Fettsäuren, dafür aber viel Vitamin A und D. In zu hoher Dosis können diese fettlöslichen Vitamine gesundheitsschädlich wirken.

# Vitamine und Mineralstoffe in Megadosen – hilft viel wirklich viel?

„Folgende millionenfach ablaufende Tragödie kennzeichnet unser Gesundheitswesen am Ausgang des 20. Jahrhunderts: Weil die Menschen zu wenig Vitamine bekommen, entwickeln sich eine Vielzahl chronischer Krankheiten. Und dann gibt man den Leuten Pillen, die bestenfalls Symptome lindern, aber vor allem neue schwere Krankheiten erzeugen."[1] Diese erstaunliche These inklusive Seitenhieb auf die etablierte Medizin geht auf das Konto von Dr. Matthias Rath. Der Mediziner und Buchautor ist ein Verfechter der „Zellular Medizin", die Krankheiten wie Arteriosklerose, Herzschwäche und Krebs mittels hoher Vitamindosen vorzubeugen und zu heilen verspricht – und gar Therapieerfolge verheißt, „die die bisherige Schulmedizin weit in den Schatten" stellen.

Vier Grundsätze kennt die Rath'sche Lehre, der zweite besagt, dass ein „chronischer Mangel an Vitaminen und anderen Bioenergiefaktoren ... die häufigste Ursache von Mangelfunktionen der Zellen und deshalb von Krankheiten" ist. Wer im Internet die Homepage von Dr. Rath besucht, wo Thesen wie diese verbreitet werden, kann natürlich auch gleich die entsprechenden hoch dosierten Vitaminprodukte ordern: Die Basis Formula „Vitacor Plus" beispielsweise, 90 Tabletten für rund 82 Mark, und Spezial-Formulas zur Kombination mit Vitacor Plus. Hier variieren die Preise zwischen 40 und 70 Mark für 60 bis 90 Tabletten. Geliefert werden sie aus dem niederländischen Almelo, dem Sitz der Firma. Von Deutschland aus dürfte Rath seine Mittel für Fettstoffwechsel, Bluthochdruck, Diabetes, Arteriosklerose und Herzschwäche nicht vertreiben. Präparate, die die von der DGE empfohlene Tagesdosis eines Vitamins um das Dreifache überschreiten – bei den Vitaminen A und D reicht gar die einfache Tagesdosis als Grenzwert –, gelten hierzulande als Arzneimittel und benötigen deshalb eine behördliche Zulassung. In den Niederlanden kann Rath seine Pillen als Nahrungsergänzungsmittel deklarieren und sie mit Krankheiten in Zusammenhang bringen – in Deutschland ist dies, wie schon erläutert, verboten.

Wenn, wie Rath behauptet, mit Hilfe der „Vitamintherapie und Zellular Medizin neun von zehn Volkskrankheiten auf natürliche Weise in Richtung

---

1  Matthias Rath, Vortrag in Augsburg-Gersthofen März 1999, zitiert nach Homepage http://www.rath.nl, (Stand 11. August 1999)

einer möglichen Heilung beeinflusst werden können", dann drängt sich eine Frage auf: Warum behandelt die etablierte Medizin nicht entsprechend? Dr. Rath weiß die Antwort: Der Grund ist eine Verschwörung des „Pharma-Kartells", das zusammen mit Behörden und Politikern den freien Zugang und Einsatz von Vitaminen und anderen natürlichen Therapieformen behindere. Spätestens hier wird man den Eindruck nicht los, dass Rath unter Verfolgungswahn leiden könnte und eine Art Glaubenskampf ausficht – er vergleicht seine Aufklärungsarbeit nicht von ungefähr mit dem Kampf des italienischen Physikers Galileo Galilei, der wegen seiner Behauptung, die Erde sei rund, von der Kirche massiv unter Druck gesetzt wurde.

Aber einmal ganz abgesehen von diesen persönlichen Anklängen: Was ist dran an der Gabe hochdosierter Vitamine, die natürlich keine Erfindung von Matthias Rath ist? Der amerikanische Biochemiker und zweifache Nobelpreisträger Linus Pauling ist der bekannteste Vertreter dieser Heilweise. Er gab ihr Ende der 60er Jahre den Namen orthomolekulare Medizin: „ortho" ist griechisch und bedeutet „richtig" oder „gut", „molekular" steht für „die Moleküle betreffend".[2] Nach Angabe der Gesellschaft für orthomolekulare Medizin definierte Pauling das Wirkprinzip so: „Orthomolekulare Medizin ist die Erhaltung guter Gesundheit und die Behandlung von Krankheiten durch Veränderung der Konzentrationen von Substanzen, die normalerweise im Körper vorhanden und für die Gesundheit verantwortlich sind."[3] Pauling selbst nahm täglich 12 Gramm Vitamin C, 1,6 Gramm Vitamin E und 15 Milligramm Vitamin A.[4] Zum Vergleich: Die DGE empfiehlt gesunden Erwachsenen durchschnittlich 100 Milligramm Vitamin C, 12 Milligramm Vitamin E und 1 Milligramm Vitamin A. Bis Pauling im Alter von 94 Jahren starb, galt er als lebender Beweis für Wirkung und Unschädlichkeit der Mega-Vitamintherapie. Kritiker wenden zu Recht ein, niemand könne wissen, ob er „wegen" oder „trotz" der Therapie so alt geworden sei...

Die Stiftung Warentest beschreibt das Wirkprinzip, an das die orthomolekulare Medizin glaubt, in ihrem Handbuch „Die andere Medizin" so: Wenn der Organismus nicht genug Nährstoffe erhält, kommt es zu einem „negativen Stoffwechsel" – er erleidet eine „Aufzehrung", bei der sich einige Gewe-

---

[2]  Orthomolekulare Medizin, in: „Stiftung Warentest Handbuch. Die andere Medizin", Berlin 1996, S. 268

[3]  Orthomolekulare Medizin, Homepage der Gesellschaft für Orthomolekulare Medizin, http://www.orthomol.htm, (Stand 6. Oktober 1999)

[4]  Orthomolekulare Medizin, in: „Stiftung Warentest Handbuch", (Anm. 2) S. 269

be aufbrauchen, während sich andere gleichsam parasitisch vermehren. Zu den Nährstoffen zählen alle Vitamine, Mineralstoffe und Spurenelemente, Fettsäuren, Aminosäuren – das sind die Bausteine der Eiweiße – und sekundäre Pflanzenstoffe wie zum Beispiel Flavonoide. Große Mengen von all diesen Stoffen, die Dosierung kann von der hundertfachen bis zur tausendfachen Tagesdosis reichen, sollen die Stoffwechselvorgänge optimal anregen können, oxidativen Stress verhüten und somit vor Krankheiten schützen. [5]

Experten sind skeptisch: Über den „Basis-Vitamin-Zell-Komplex" von Dr. Rath urteilt das „Arznei-Telegramm": „Wissenschaftliche Untersuchungen zum Nutzen solcher Vielfachmischungen fehlen."[6] Auch ist zu kritisieren, dass „die Vertreter der orthomolekularen Medizin auf wissenschaftlich anerkannte Grundregeln zur Durchführung von Untersuchungen und zur Präsentation von Ergebnissen verzichtet (haben), so dass keine einwandfrei dokumentierten Wirksamkeitsnachweise vorliegen."[7]

Verschweigen darf man allerdings nicht, dass die Wirkung einzelner Vitamine in hohen Dosen, beispielsweise Vitamin C und E zur Vorbeugung von Herz-Kreislauf-Krankheiten, inzwischen erwiesen ist – und dass dies vor ein paar Jahren noch kaum ein Fachmann für möglich gehalten hätte (siehe S. 142 „Mit Antioxidantien gegen Herzinfarkt und Krebs?"). Aus solchen Erkenntnissen aber die Schlussfolgerung zu ziehen, dass beispielsweise 600 Milligramm Vitamin C noch besser wirken müssten als 200 Milligramm – dafür gibt es einfach keine Beweise.

Was die Erforschung essentieller Nährstoffe angeht, steht die Wissenschaft erst am Anfang – vielleicht wird man in einigen Jahren schon empfehlen können, wovon man heute schlicht noch nicht weiß, dass es wirkt. Generell Megadosen zu verordnen oder diese in Multivitaminpräparaten bunt zu mischen, ist nach dem heutigen Stand der Forschung aber nicht haltbar und sogar gefährlich, weil bestimmte Substanzen in großen Mengen erhebliche Nebenwirkungen haben: Dazu gehören etwa die Vitamine A, K und D sowie die Minerale Jod und Selen. Bei anderen weiß man noch nicht, bis zu welcher Dosis sie wirklich harmlos sind.

Den Konsumenten orthomolekularer Mittel scheint es aber ganz offenkundig egal zu sein, dass sie, zu Versuchskaninchen degradiert, an einem

---

5    Orthomolekulare Medizin, „Stiftung Warentest Handbuch" (Anm. 2), S. 268
6    Zellulartherapie nach Dr. Rath, Arznei-Telegramm 8/1999
7    K.-H. Bässler u. a.: Vitamin-Lexikon für Ärzte, Apotheker und Ernährungswissenschaftler,
     2. Auflage, Gustav Fischer Verlag Stuttgart 1997, S. 446

unkontrollierten Experiment teilnehmen, um zu testen, ob Megavitamindosen nützlich, schädlich, gefährlich oder einfach nur wirkungslos sind. Nach Recherchen der „Zeit" verordnen sich geschätzte 100 Millionen Amerikaner mehr oder minder regelmäßig Vitamine und Mineralstoffe. 1997 setzten die Hersteller dort etwa sechs Milliarden Dollar mit entsprechenden Präparaten um – mehr als doppelt so viel wie Anfang der 90er Jahre.[8] Von diesen Umsätzen können Hersteller hierzulande nur träumen, solange die momentane gesetzliche Regelung Bestand hat. Doch schon heute nehmen etwa 20 Prozent der erwachsenen Bevölkerung regelmäßig Vitamin- und Mineralstoffpräparate ein.[9]

Zu beziehen sind hochdosierte Produkte wie die von Dr. Rath nur übers Internet oder über den Direktversand aus dem Ausland. Auf seiner Homepage regt Rath seine Anhänger dazu an, die Vergütung der „Zellular Medizin Formulas" von den Krankenkassen zu fordern. „Eine ganze Reihe von Krankenkassen tut dies bereits, so z. B. die Barmer Krankenkasse", behauptet er.[10] Eine Nachfrage bei der Barmer Ersatzkasse ergibt, dass dies falsch ist. Generell gilt: Gesetzliche Krankenkassen dürfen nur für zugelassene, apothekenpflichtige und von einem Kassenarzt verordnete Arzneimittel die Kosten übernehmen.

Und tatsächlich gibt es bei manchen Ärzten orthomolekulare Präparate auf Privatrezept: So arbeiten einige Kliniken in Deutschland mit Megavitamindosen, die sie beispielsweise in der begleitenden Krebstherapie einsetzen. In einem Schreiben der Kasseler Habichtswaldklinik wird einer an Brustkrebs erkrankten Frau mitgeteilt, dass ihr Körper nach einer „kinesiologischen Testung in erster Priorität die nachfolgend genannten orthomolekularen Substanzen möchte". Der Chefarzt der Abteilung Onkologie empfiehlt seiner Patientin mit seitenlangen Ausführungen rund 13 verschiedene Präparate unterschiedlichster Zusammensetzung. Gleichzeitig stellt er fest, die Nahrungsergänzung solle keine Anstrengung für sie sein – sie solle sich alles am besten immer abends in „einigermaßen hübschen Likörgläschen oder Sektgläschen" vorbereiten. Dass dieser Cocktail die erhoffte Wirkung zeigt, darf bezweifelt werden.

---

[8]   Judith Reicherzer: Obst satt, Die Zeit, 46/1998
[9]   Zum Welternährungstag: Mitdenken beim Essen und Trinken, Epidemiologisches Bulletin des Robert Koch-Institutes, 23. April 1999
[10]  Matthias Rath, Vortrag in Augsburg-Gersthofen März 1999, zitiert nach Homepage http://www.rath.nl, (Stand 11. August 1999)

## Wie finde ich die richtige Nahrungsergänzung?

Wer zu einer der vorbeschriebenen Risikogruppen zählt und mit Hilfe eines Nahrungsergänzungsmittels Gesundheitsprophylaxe betreiben möchte, wird vor die Qual der Wahl gestellt – das Angebot ist groß und unübersichtlich. Immer mehr Firmen gehen dazu über, ihre Produkte exakt auf die bekannten Risikogruppen zuzuschneiden: So gibt es Nahrungsergänzungsmittel für Schwangere und Stillende, für Kinder und Jugendliche, für Senioren oder Raucher. Diese Idee ist prinzipiell nicht schlecht – ob diese Präparate aber nur ein Marketing-Gag oder wirklich sinnvoll kombiniert sind, muss im Einzelfall entschieden werden – am besten schildern Sie Ihrem Apotheker Ihre persönliche Lebenssituation, er kann Ihnen dann ein geeignetes Produkt empfehlen.

Was die Ergänzung der täglichen Ernährung betrifft, so sind Multivitaminpräparate generell empfehlenswerter als einzelne Vitamine, so genannte

---

## Vitamine für Kinder: Darf's ein Teddy mehr sein?

Traubenzucker Teddys", „leckere Bärchen zum Lutschen" oder „Vitaminis": So oder ähnlich heißen Multivitamine für die Kleinsten. Auf einem wissenschaftlichen Kongress der Deutschen Gesellschaft für Ernährung (DGE) stellte das Forschungsinstitut für Kinderernährung eine Übersicht solcher Kinder-Vitaminprodukte vor. Die Wissenschaftler hatten 110 Artikel unter die Lupe genommen, deren Zusammensetzung völlig unterschiedlich war: Die Anzahl der Nährstoffe reichte von einem bis zu mehr als zehn, auch die Dosierungen variierten stark. Fazit der Experten:

„Die Vielfalt der Präparate sowie der enthaltenen Nährstoffe, Nährstoffkombinationen und -dosen erschweren einen ernährungsphysiologisch sinnvollen Einsatz."[1] Mit anderen Worten: Es dürfte den allermeisten Eltern nahezu unmöglich sein, etwas wirklich Vernünftiges auszusuchen.

Wahrscheinlich kaufen sie also vielfach einfach das, was die Kinder mögen – und Bärchen stehen da nun mal hoch im Kurs, das wissen auch die Hersteller entsprechender Produkte. Gerne werben sie mit dem Argument, zuckerfrei zu sein – Ernährungswis-

---

[1]   Mathilde Kersting u. a.: Produktübersicht und Nährstoffgehalte des aktuellen Angebots von Nährstoffsupplementen, in: Proceedings of the German Nutrition Society, Abstracts zum 36. Wissenschaftlichen Kongress, Hrsg. Deutsche Gesellschaft für Ernährung, Frankfurt 1999, S. 20

senschaftler raten jedoch von Süßstoffen ab: Zwar sind sie zahnfreundlich, doch können sie den Appetit anregen und noch mehr Hunger auf Süßes wecken. Dem Nachwuchs ist das egal: Er freut sich, wenn es was Süßes gibt – und die Mama hat das beruhigende Gefühl, den lieben Kleinen etwas Gutes zu tun. Ganz im Sinne des bekannten Werbespruchs: Gesunde Vitamine zum Naschen.

Die Werbung suggeriert den Müttern, dass ihre Kinder ohne ein Extra nicht gesund groß werden können. Und die Kleinen üben ein fragwürdiges Ernährungsverhalten ein, das sie in späteren Jahren zu treuen und unkritischen Konsumenten von Pillen und Pülverchen machen soll. Mit der sinnvollen Supplementierung bestimmter Substanzen – etwa Calcium, wenn ein Kind partout weder Milch noch Milchprodukte mag – hat das nichts gemein. Fazit: Wer glaubt, sein Kind bekomme nicht genug Nährstoffe, der sollte dieses Problem unbedingt mit dem Kinderarzt besprechen. Das ist allemal besser für die Gesundheit der Kleinen, als einfach noch einen Teddy mehr zu „verordnen"…

---

Monopräparate. Zwischen den jeweiligen Vitaminen bestehen vielfältige Wechselwirkungen – Mangelzustände, die nur ein einzelnes Vitamin betreffen, sind deshalb selten. Insofern ist eine kombinierte Gabe verschiedener Vitamine sinnvoll. Wenn Sie täglich nur ein Produkt statt vieler verschiedener schlucken müssen, erhöht sich auch die „Einnahme-Treue", also das, was Fachleute Compliance nennen. Je mehr Mittel man einnehmen muss, desto größer wird die Wahrscheinlichkeit, dass man eines vergisst oder einfach nicht mehr nehmen möchte.

Monopräparate haben dann einen Sinn, wenn ein Mangel an einzelnen Substanzen diagnostiziert wurde, zum Beispiel Jod, Calcium oder Magnesium. Ohne klare Indikation sollte man solche Produkte nicht schlucken, denn durch die überhöhte Zufuhr mancher Stoffe kann das Gleichgewicht der Vitamine und Mineralstoffe untereinander gestört werden. So verschlechtert zum Beispiel eine zu hohe Eisenaufnahme die Verwertung von Zink, zu viel Calcium und bei entsprechender Veranlagung auch ein Zuviel an Vitamin C erhöhen das Risiko für Nierensteine. Die Vitamine A und D – letzteres zum Beispiel für die Rachitis- bzw. Osteoporose-Prophylaxe – gehören in höheren Dosierungen zu den Arzneimitteln. Zu den Monopräparaten zählen auch höher dosierte Vitamin-E-Präparate zur Vorbeugung von Herz-Kreislauf-Erkrankungen. Kombinationen aus wenigen Vitaminen – zum Beispiel die A-C-E-Kombinationen – nehmen eine gewisse Zwischenstellung ein. Im Vergleich zu den Multivitaminpräparaten zur klassischen Nahrungsergänzung sind hier die einzelnen Bestandteile höher dosiert.

Nahrungsergänzungsmittel werden in vielen verschiedenen Darreichungsformen angeboten. Brausetabletten enthalten aus geschmacklichen und technologischen Gründen meist nur sehr wenig Vitamine. Hohe Dosen von Vitaminen des B-Komplexes beispielsweise würden den Tabletten einen unangenehmen Geruch verleihen, größere Mengen fettlöslicher Vitamine ergäben einen unschönen Fettrand auf dem Getränk. Brausetabletten sind in aller Regel nicht viel mehr als aufgepeppte Erfrischungsgetränke.

Kaubonbons sind gewöhnlich nur mit Vitaminen angereichert. Die Dosis ist aus technologischen Gründen, vor allem aber wegen des guten Geschmacks, sehr niedrig. Der Vitaminzusatz wird hier zum Marketinginstrument und nützt dem Hersteller mehr als dem Kunden: Vitamine verkaufen sich gut und rechtfertigen auch einen höheren Preis.

Bei Produkten, die sich beispielsweise als „Leistungskapseln" verkaufen, ist Vorsicht geboten. Dieser werbewirksame Zusatz soll eine sofortige Leistungssteigerung suggerieren, wie etwa die Aufnahme von Glucose bei körperlichen Erschöpfungszuständen – da ist natürlich nichts dran. Vitamine werden für unterschiedliche Stoffwechselvorgänge benötigt – nachdem wir sie zu uns genommen haben, müssen sie aber erst einmal in die verschiedenen Stoffwechselzyklen eingeschleust werden. Eine Wirkung tritt erst nach Tagen ein und ist wahrscheinlich objektiv gar nicht spürbar. Unsinnig ist übrigens der Zusatz von Proteinen in Nahrungsergänzungsmitteln: In Bezug auf die Eiweißversorgung leiden wir keinen Mangel, ganz im Gegenteil – wir nehmen eher zu viel Eiweiß auf.

Bei einer Untersuchung von 260 rezeptfreien Vitamin-, Multivitamin- und Mineralstoffpräparaten kam Öko-Test 1998 zu einem ernüchternden Ergebnis: Rund zwei Drittel der Mittel waren nach den Kriterien der Frankfurter Verbraucherschützer „nicht empfehlenswert". Hauptgrund für die Abwertung: Die meisten Mittel waren zu hoch dosiert – bei einem Mittel nahmen Verbraucher beispielsweise rund 100-mal mehr eines Vitamins auf, als von der DGE empfohlen. Da fielen andere „Kleinigkeiten" dann schon kaum noch ins Gewicht. So behauptete beispielsweise ein Produkt von sich, „zuckerfrei" zu sein, enthielt dafür aber Maltodextrin. Kommentar von Öko-Test: „Für den Chemiker wie für den Körper macht das keinen Unterschied zu weißem Zucker."[1] Bei der Auswahl eines geeigneten Mittels kann genaues Hinschauen also ganz sicher nicht schaden.

---

[1]  Verschluckt, Gesundheit, Hrsg. Öko-Test 2/1998, S. 118